FIT HAPPY
· sisters ·
HEALTHY LIFESTYLE

No hagas dieta nunca más

Recetas saludables que te cambiarán la vida

El papel utilizado para la impresión de este libro es cien por cien libre de cloro y está calificado como papel ecológico.

No se permite la reproducción total o parcial de este libro, ni su incorporación a un sistema informático, ni su transmisión en cualquier forma o por cualquier medio, sea este electrónico, mecánico, por fotocopia, por grabación u otros métodos, sin el permiso previo y por escrito del editor. La infracción de los derechos mencionados puede ser constitutiva de delito contra la propiedad intelectual (art. 270 y siguientes del Código Penal).
Diríjase a CEDRO (Centro Español de Derechos Reprográficos) si necesita fotocopiar o escanear algún fragmento de esta obra. Puede contactar con CEDRO a través de la web www.conlicencia.com o por teléfono en el 91 702 19 70 / 93 272 04 47.

Diseño de interiores: María Pitironte
Fotografías de cubierta e interiores: Jorge Fraile
Realización y estilismo de las recetas: Mariana Nazabal
Fotografías de las recetas: Juan Nazabal

Primera edición, octubre 2015
Segunda edición, noviembre 2015
Tercera edición, diciembre 2015
Cuarta edición, febrero 2016
Quinta edición, marzo 2016
Sexta edición, junio 2020

© Ana María Martínez Granell
© Sara Martínez Granell
© Editorial Planeta, S. A., 2015
Martínez Roca es un sello editorial de Editorial Planeta, S. A.
Avda. Diagonal, 662-664 08034 Barcelona
www.mrediciones.com
www.planetadelibros.com
ISBN: 978-84-270-4212-4
Depósito legal: B. 19.480-2015
Preimpresión: Safekat, S. L.
Impresión: Unigraf, S. L.

Printed in Spain-Impreso en España

Índice

Fit Happy Sisters, 7
Ani, 8
Sara, 11
Cómo surge este libro, 12

Healthylife, 14
Alimentación saludable, 15
La «no dieta», 17
El metabolismo, 21
Superalimentos, 26
El deporte, 27
Comer fuera de casa, 28
El *cheat meal*, 30

Desayunos, 34

Almuerzos, 76

Cenas, 114

Ocasiones especiales, 156

Smoothies, 182

Salsas, 186

Índice alfabético, 191

Agradecimientos, 192

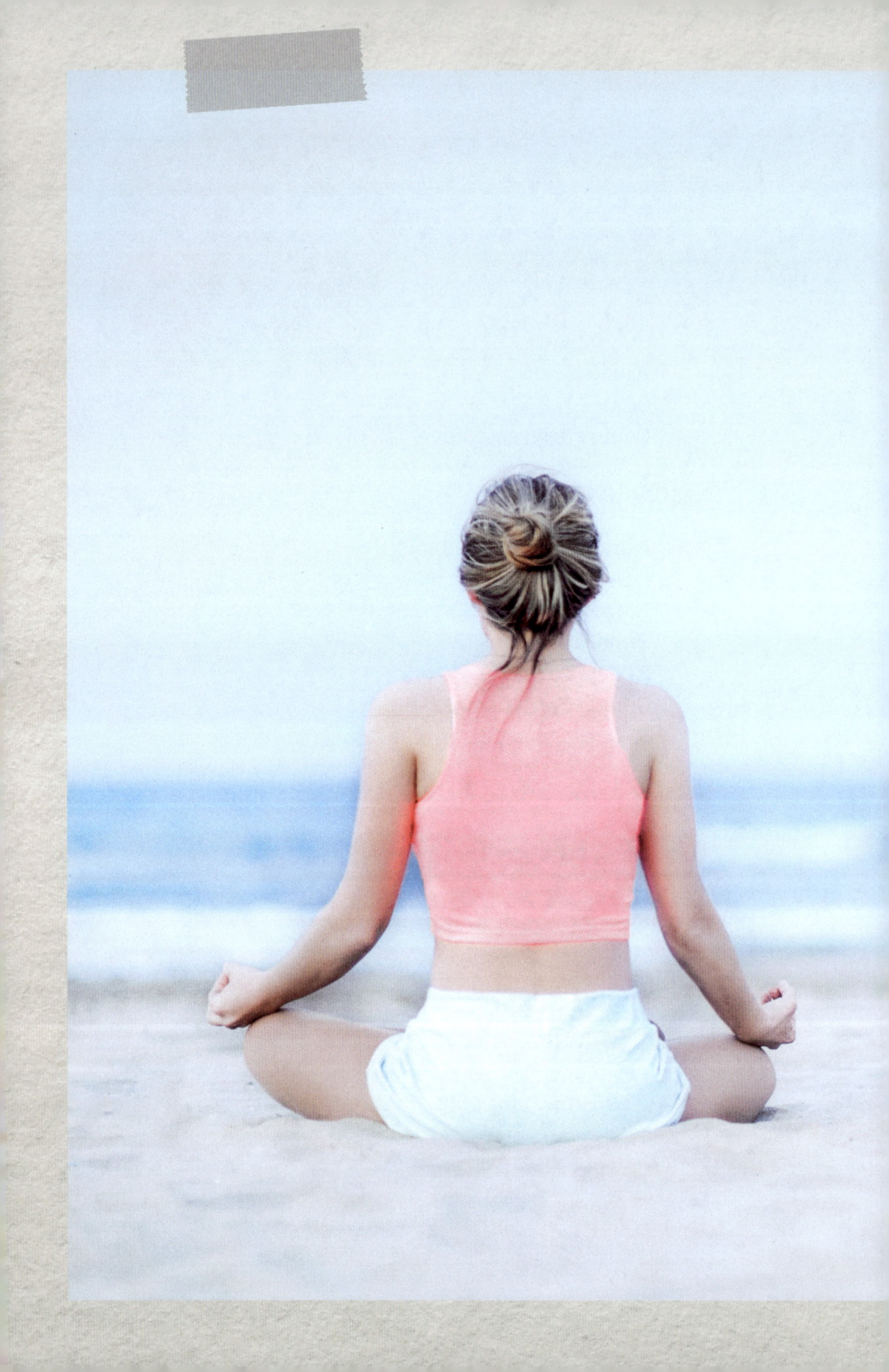

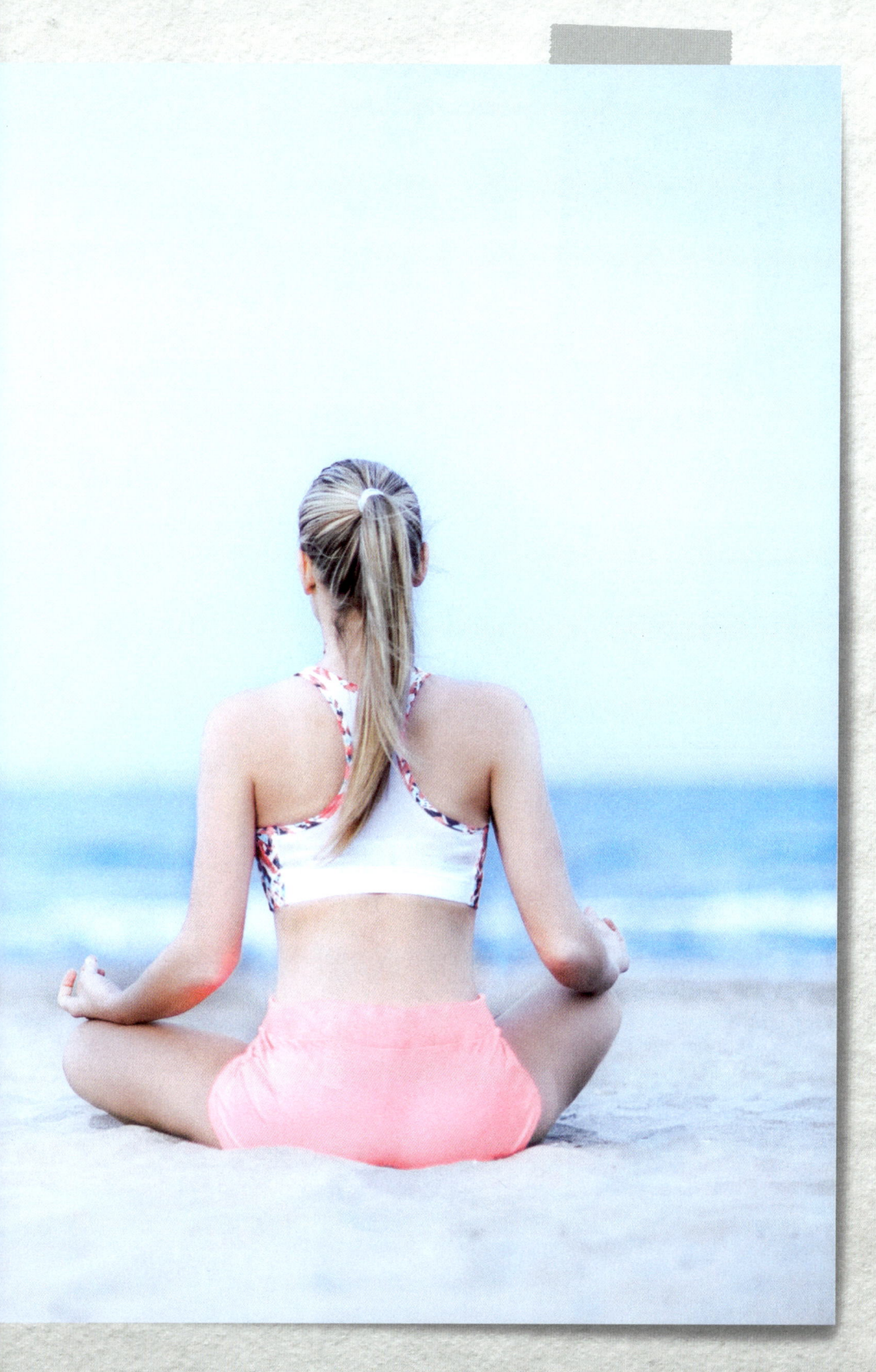

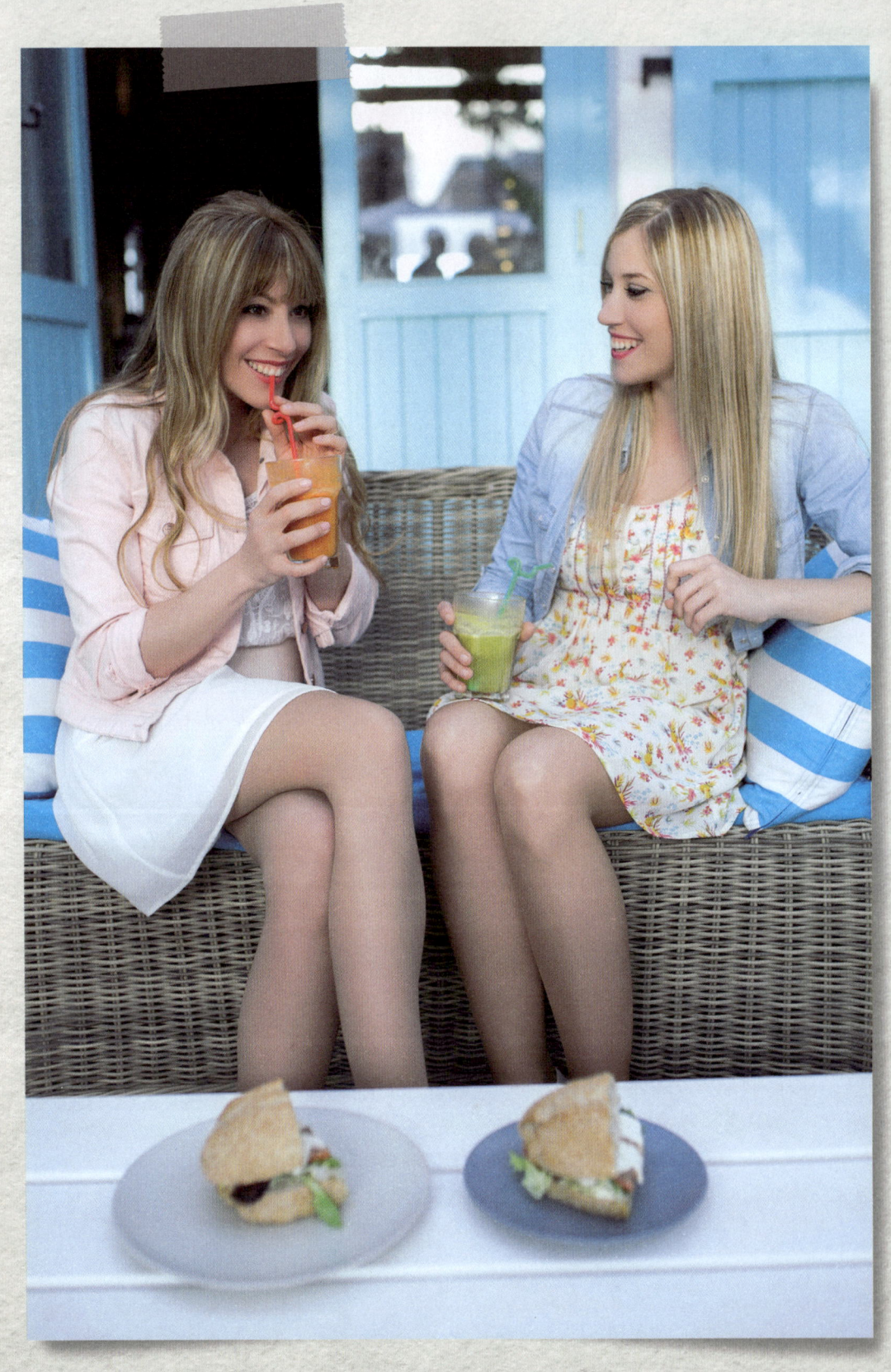

Fit Happy Sisters

Somos Sara y Ani, dos hermanas soñadoras, alegres, creativas, inquietas, curiosas y muy cocinillas.

Como mucha gente, hemos luchado gran parte de la vida con la báscula, ya que tendíamos a engordar con facilidad. Y la forma de perder peso era la misma que tiene la mayoría: ¡ponernos a dieta!

Es obvio que cuando reduces las calorías ingeridas de manera drástica comienzas a perder peso. El problema aparece cuando vuelves a comer «normal» y comienzas a recuperar todo lo que habías perdido. «Normal» significa comer como lo hacías antes de la dieta, que no es lo mismo que comer bien. De hecho, si hubieses comido bien hasta entonces no habrías tenido la necesidad de ponerte a dieta.

Es la historia de nuestra vida: a dieta los lunes, a dieta antes de verano, a dieta después de Navidad… Una continua lucha entre la comida, el peso y las dietas. Y es que cuando a uno le gusta comer, ¡le gusta comer!, y eso es difícil de cambiar.

El problema no era tanto la comida, sino el tipo de cosas que comíamos y la forma que teníamos de prepararlas; y cuando descubrimos eso… nuestras vidas cambiaron para siempre.

Ani

Mi primera dieta fue con siete años; a los diez me sobraban unos dieciséis kilos, y con trece yo misma quise ponerme a régimen: hervidos, ensaladas, pollo a la plancha y pescado al horno. Adelgacé más de diez kilos en poco tiempo, pero pasaba muchísima hambre y no me sentía bien.

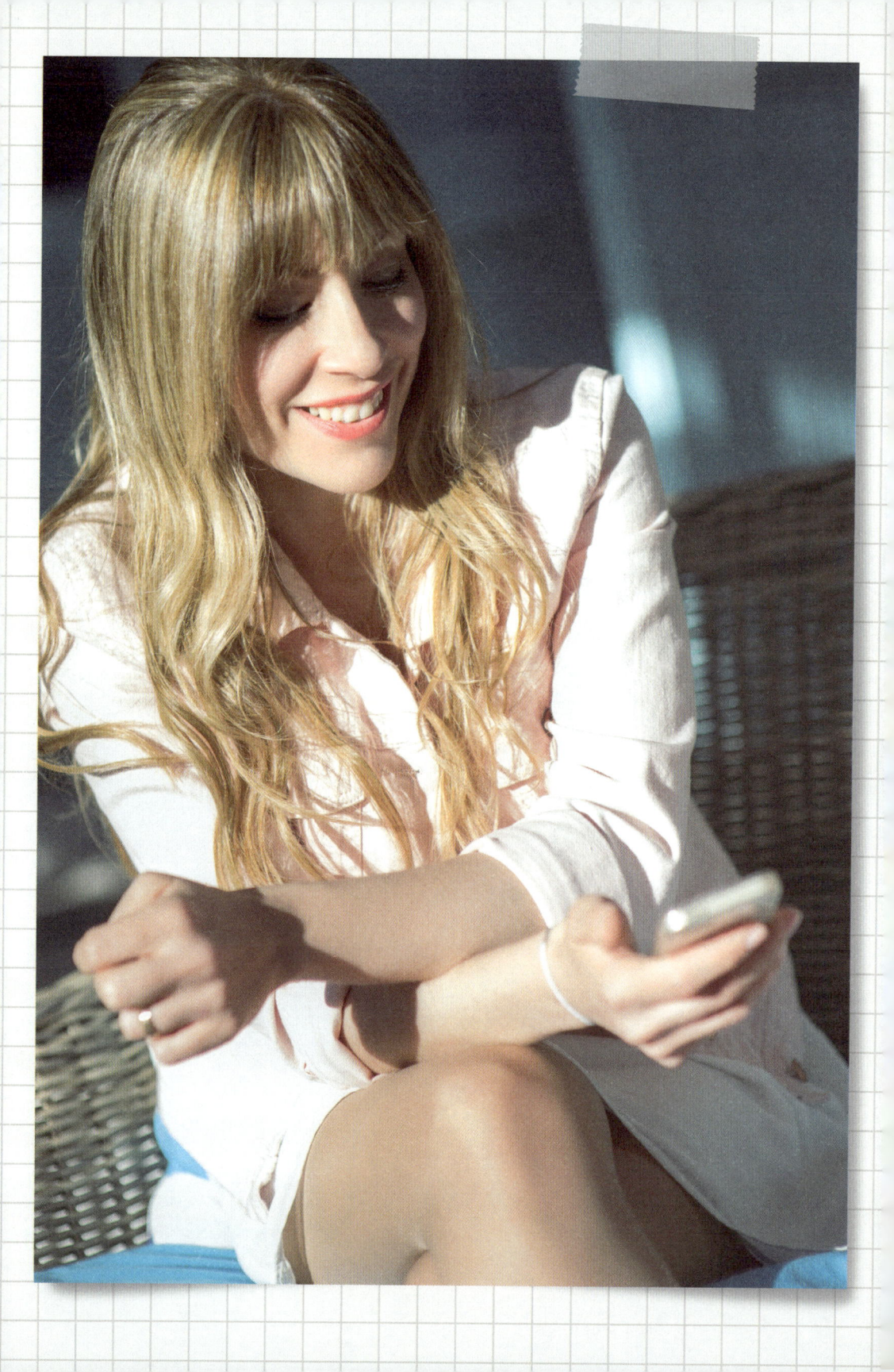

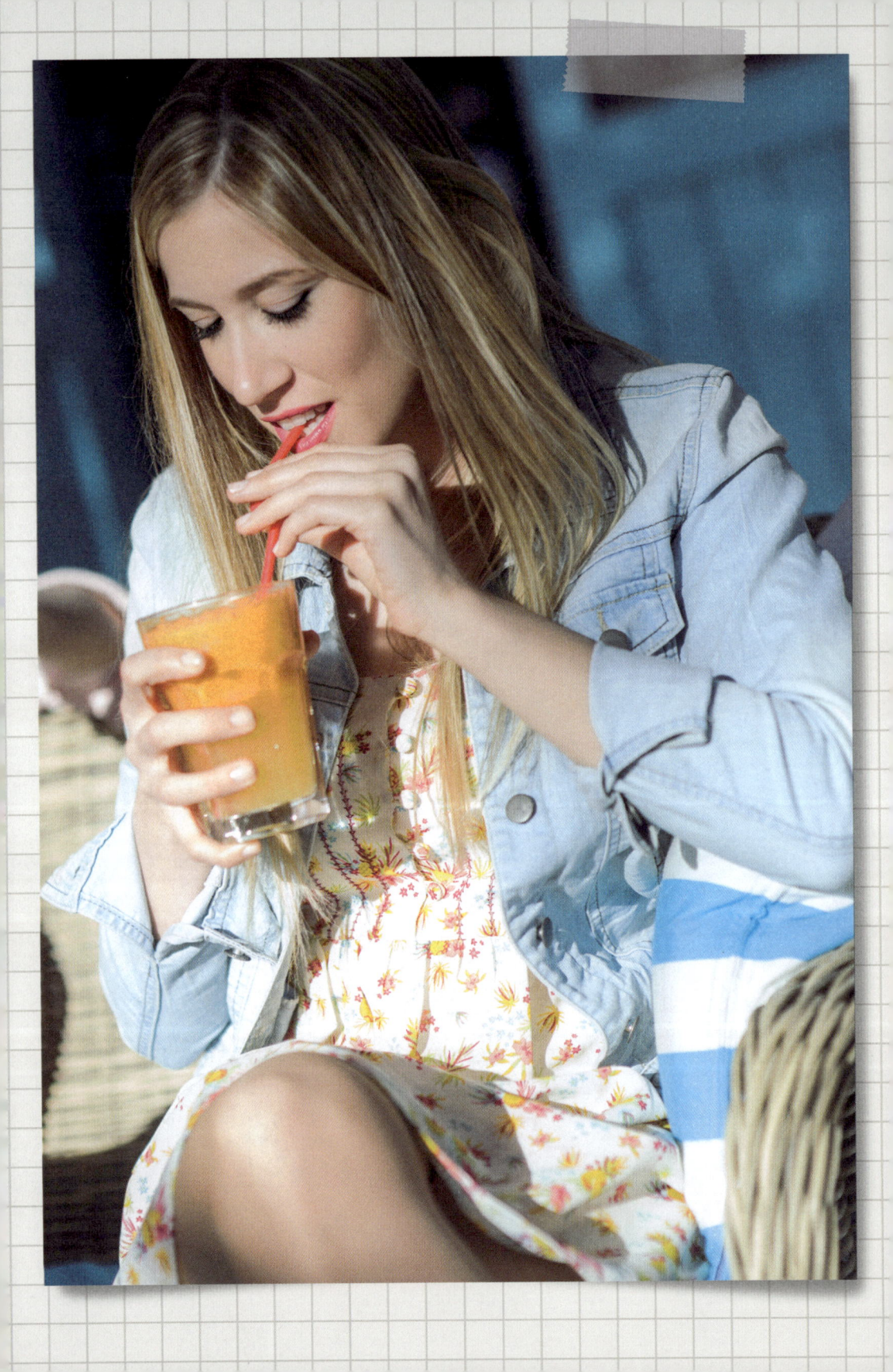

Sara

Adoro la comida. Siempre he sido una persona que no tiene medida para comer, acostumbrada a raciones grandes y a no hacerle ascos a nada. Pero si te gusta tanto comer y no quieres «aparentarlo» tienes que controlarte, por lo que he pasado toda mi vida haciendo dietas: restringiendo los hidratos de carbono, tomando sopas «quemagrasa», pechuga y ensaladas..., hasta que me cansaba y me comía todo lo que pillaba. Lo de subir o bajar cinco o diez kilos continuamente formaba parte de mi vida.

Un día aparecí por casa de mi hermana —cuando estaba intentando perder esos veinte kilos después de su segundo embarazo— y la vi preparando un bizcocho de chocolate:

—Mira, pruébalo, no engorda, es un bizcocho *fitness* —me dijo.

Yo, ojiplática, le pregunté qué era eso mientras me llevaba un trozo a la boca... Después de aquella sabrosa «revelación», decidí empezar también ese tipo de alimentación, y es entonces cuando creé la cuenta de Instagram **@fit_happy_sisters**.

Cómo surge este libro

Los primeros sesenta seguidores en la cuenta llegaron enseguida; y los cien; y en unos meses los primeros mil. Era increíble que nuestros platos pudieran interesar a tanta gente. Al año teníamos cien mil seguidores; y seis meses después, más del doble.

Este libro es un recopilatorio de las mejores recetas creadas durante este tiempo y de los principios de nuestro estilo de vida. Con él pretendemos ayudar a tomar conciencia de la importancia de llevar una vida sana en todos los ámbitos, incluida la alimentación. Una pequeña guía para aprender a vivir de la forma más saludable.

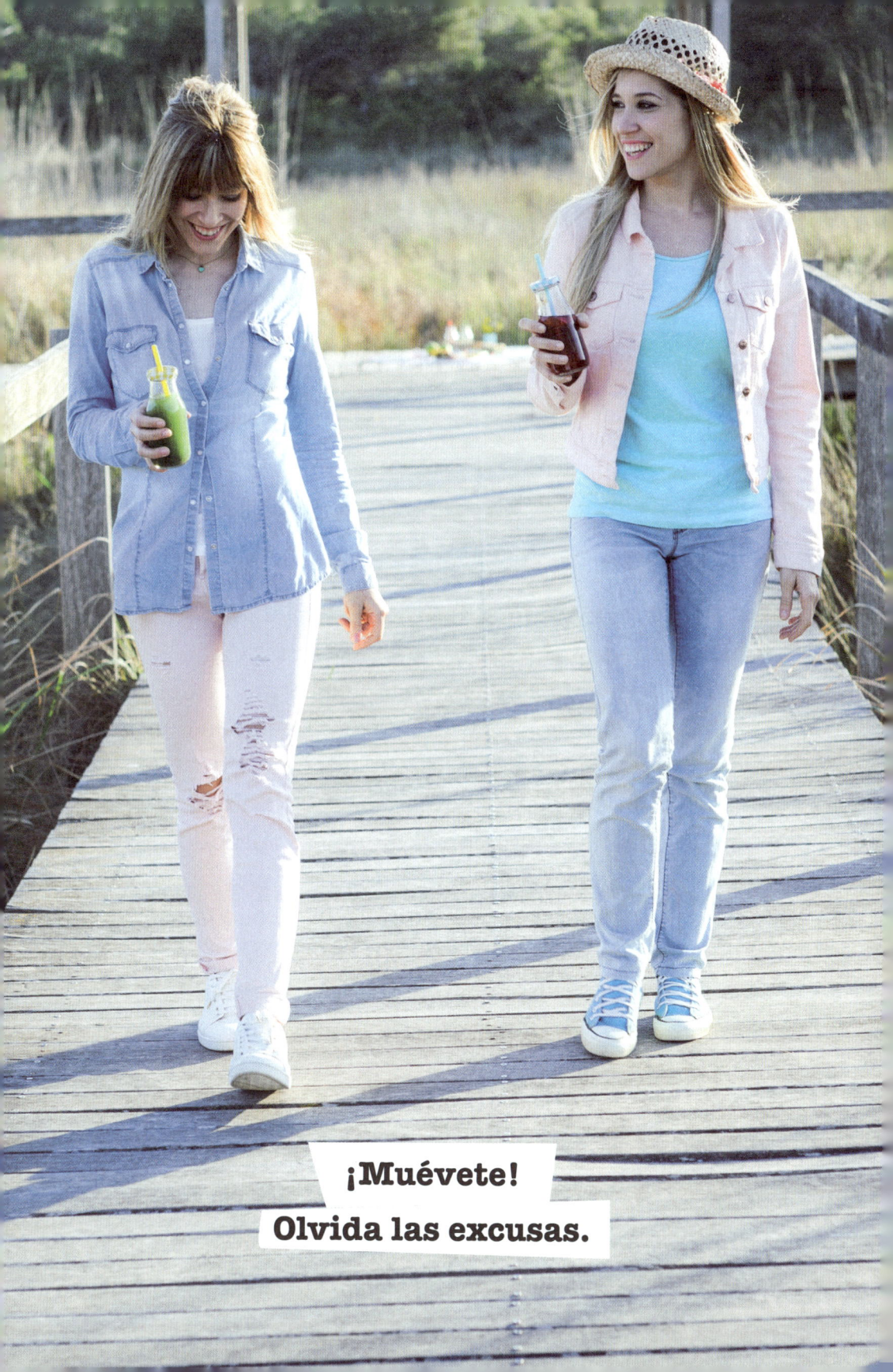

Healthylife

No existe una definición exacta del concepto *healthylife* (vida sana); podríamos decir que consiste en una serie de prácticas que hacen que llevemos una vida más saludable. Un estilo de vida *healthy* sería aquel en el que combinamos una alimentación saludable, la práctica habitual de deporte y un descanso adecuado. Todo esto influye en que la persona que practica esta vida sana tenga una mejor calidad de vida, y esto se refleja tanto por dentro como por fuera.

Alimentación saludable

Lo primero que nos viene a la cabeza al oír «alimentación saludable» es la palabra «dieta»; pues bien, vamos a tachar esta palabra porque no lo es. Una dieta se asocia a una forma de comer temporal para lograr unos objetivos concretos. Y no perseguimos eso, aquí lo importante es aprender a comer bien para el resto de tu vida. No es pasajero, no buscamos que pierdas unos kilos, sino una forma de comer para toda la vida que te mantenga en un peso saludable para siempre.

Lo que persigue la *healthylife* es que el 90 por 100 de los alimentos que se consumen sean alimentos «limpios», es decir, lo más naturales posible, no procesados. La clave está en aprender a comer para que «no hagas dieta nunca más».

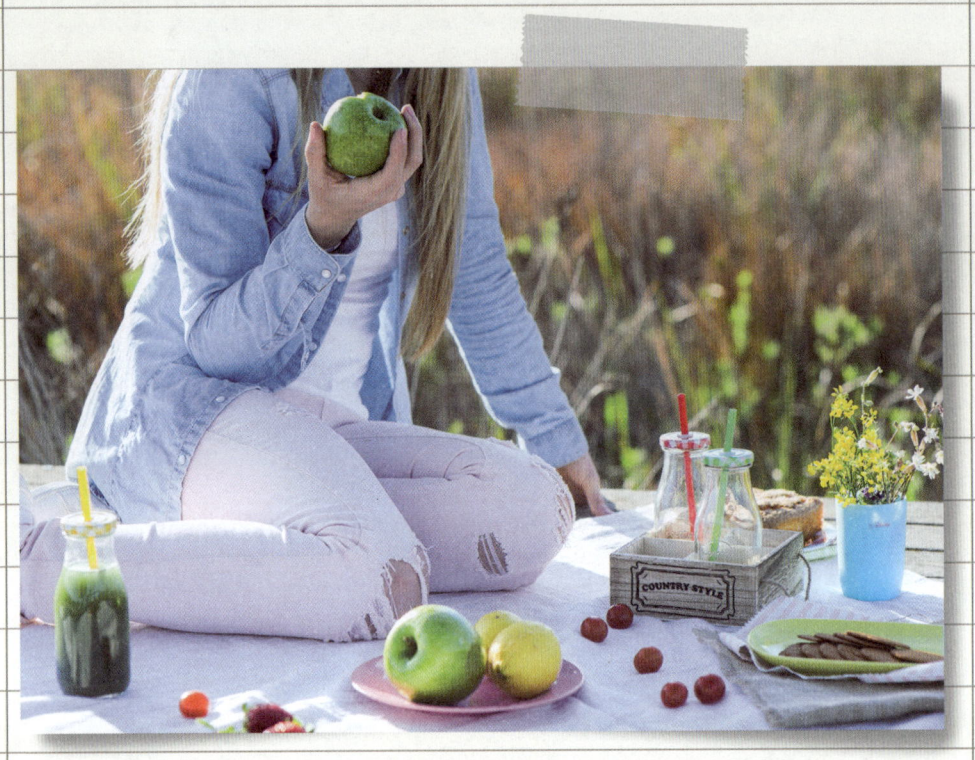

Actualmente, los supermercados están llenos de productos refinados, precocinados, empaquetados, aderezados, azucarados...
Estos están llenos de aditivos que, además de engordar, no hacen ningún bien al organismo. Son productos carentes de nutrientes, de fibra, de vitaminas... Estos alimentos nos sacian un rato, pero nutricionalmente no aportan nada.

La «no dieta»

Cómo mejorar tu alimentación en 10 pasos

1. **Lo primero es decidir que vas a cambiar tu forma de comer...** para siempre. No se trata de una nueva dieta, sino de comer bien, y ese cambio te llevará a tu peso ideal y gozarás de mejor salud.

2. **Cambia los alimentos de tu despensa y tu nevera.** Hay que deshacerse de todo (o casi todo) lo que lleve azúcar, grasa saturada, mucha sal, harinas refinadas... Todos esos productos son enemigos de una cocina saludable. Sustituye estos por hidratos de carbono complejos, frutos secos naturales, frutas, verduras, proteínas magras, grasas saludables, avena, espelta, soja, tofu...

3. **Comienza el día tomando un vaso de agua tibia con limón.** Te ayudará a alcalinizar tu cuerpo.

4. **Pásate a «lo integral».** Tu cuerpo transforma los alimentos blancos y refinados en azúcar, además, nutricionalmente no te aportan casi nada, son alimentos vacíos. Sin embargo, los integrales aportan fibra y muchas vitaminas esenciales.

5. **Haz mínimo 5 comidas al día;** no comer es un error. Puede que pierdas peso por desnutrición, pero tu cuerpo puede acostumbrase a vivir con menos alimento y una vez dejes la dieta volverás a subir de peso rápidamente. Además, comiendo más veces al día controlas la ansiedad y, lo que es más importante, los niveles de azúcar en sangre.

6. **Céntrate en la calidad de lo que comes,** qué te aporta nutricionalmente y cómo lo va a utilizar tu cuerpo.

7. **¡Muévete!** Olvida las excusas. Estas son las que hacen que no te veas como realmente quieres verte. Deshazte de ellas y haz deporte.

8. **Bebe al menos 2 litros de agua al día.** Es muy importante estar hidratado y tu metabolismo será más rápido.

9. **Toma conciencia de la nutrición.** Comemos de 3 a 5 veces al día, 365 días al año. La comida es una parte esencial de la vida, a pesar de que muchas veces lo veamos como algo sin importante: el picoteo, el *fast food*, etc. Así que lee sobre nutrición, aprende cuáles son los nutrientes, para qué sirven, cómo afectan a tu cuerpo, a tu salud, a tu vida. Nos informamos con pelos y señales de cómo funciona el teléfono móvil y de nuestro cuerpo no sabemos nada.

10. **Date tiempo.** La alimentación es una parte tan arraigada que cuesta cambiarla. Además, el mundo está lleno de tentaciones.

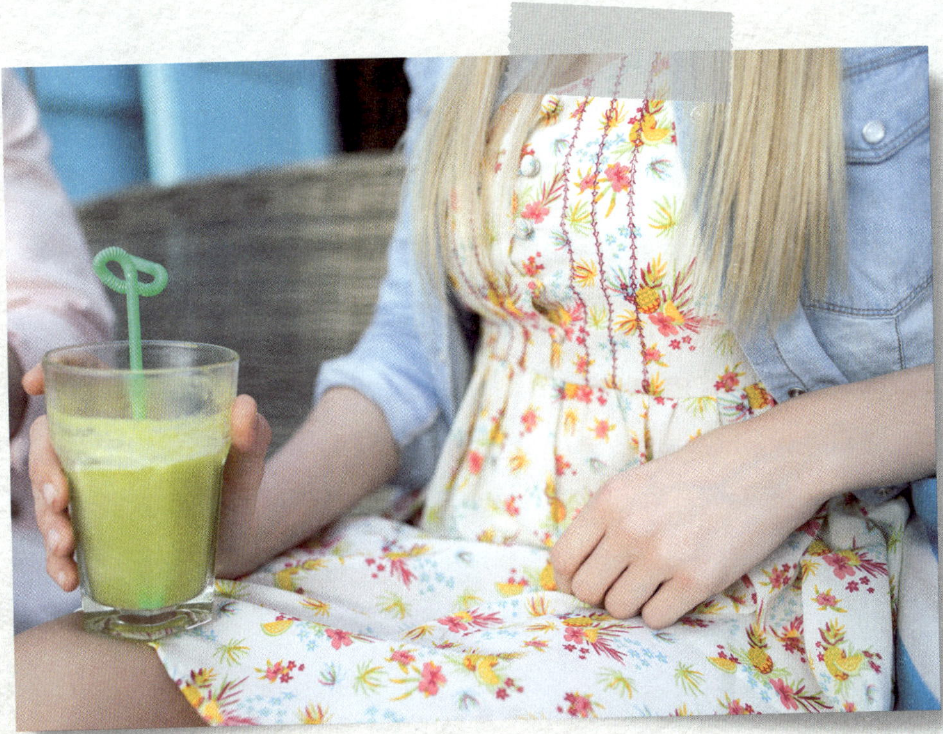

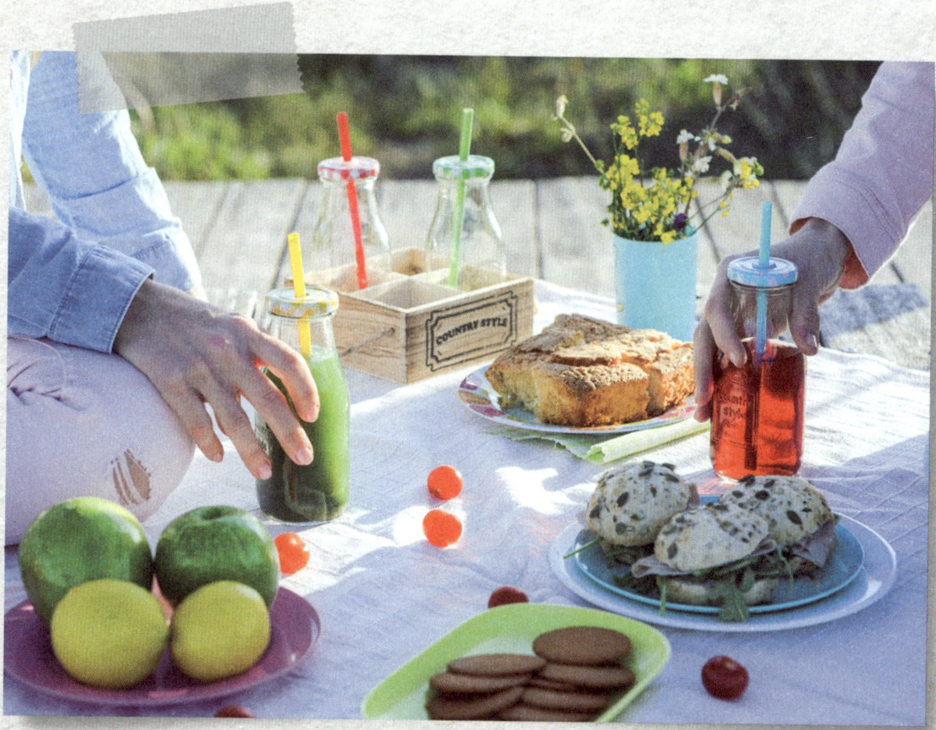

19

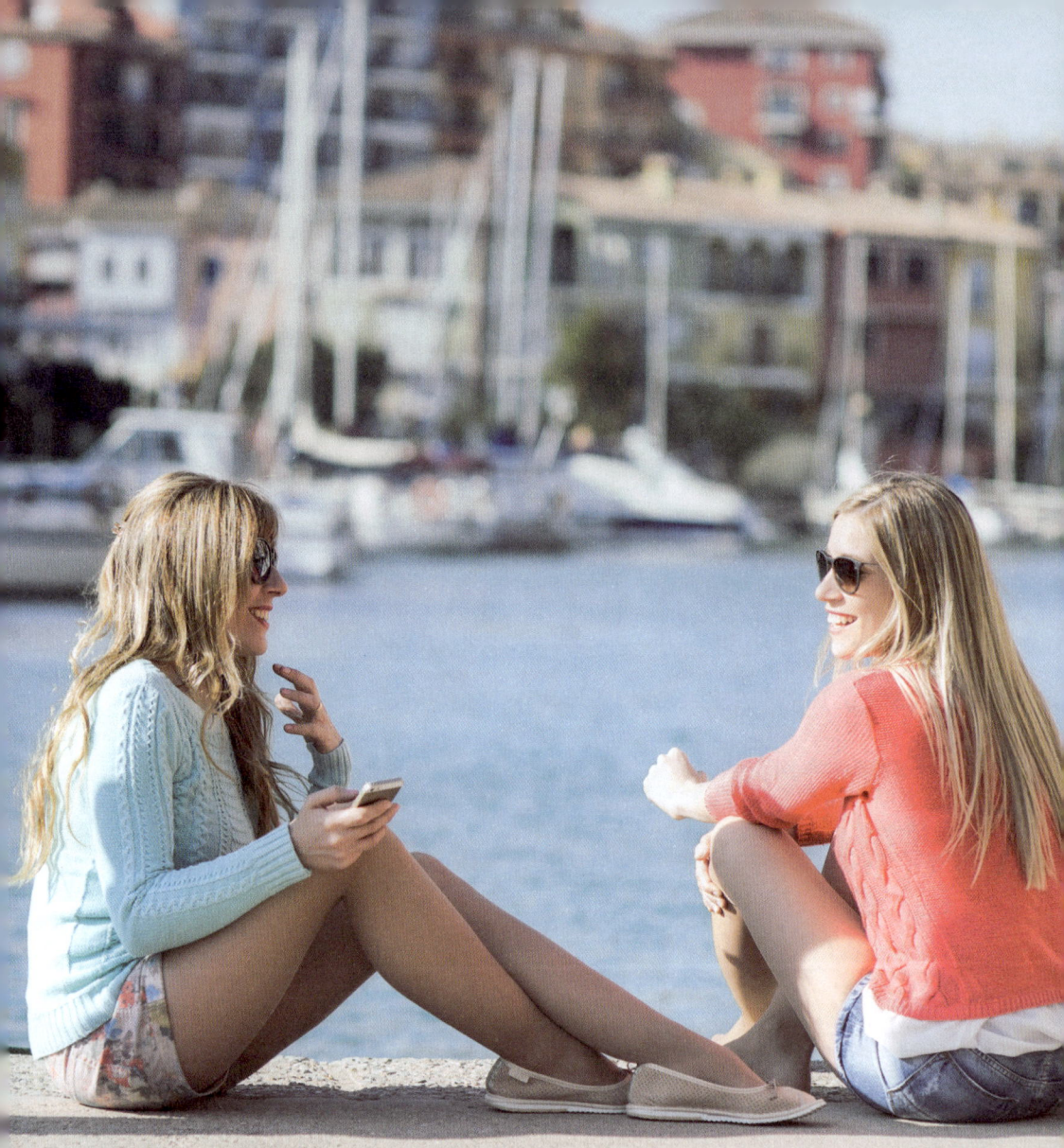

El famoso «comemos lo mismo pero yo engordo y ella no».

El metabolismo

El metabolismo basal es el valor mínimo de energía necesaria para que la célula subsista. Nuestro cuerpo utiliza las calorías que le damos para hacer que el cuerpo funcione; si es lento necesitará gastar muy pocas de esas calorías; si es rápido necesitará muchas calorías.

Cómo acelerar tu metabolismo

1. **Haz 5 o 6 comidas al día.** El cuerpo debe pensar que estás en época de bonanza, así no reservará energía para cuando no le des. Además, evitarás los atracones, los picoteos y los picos de insulina.

2. **Bebe agua.** Bebiendo de 2 a 3 litros diarios puedes acelerar el metabolismo hasta en un 20 por 100.

3. **Toma canela.** Regula la glucosa en sangre evitando los picos de insulina.

4. **Haz pesas.** El principal gasto de calorías se da por mantener los músculos en funcionamiento. Para mantener la grasa se necesita muy poco, pero para los músculos el metabolismo necesita trabajar duro. De ahí que a partir de cierta edad el metabolismo se ralentice por la pérdida de masa muscular.

5. **Alimenta los músculos.** El alimento de los músculos son las proteínas.

6. **Varía los ejercicios.** Al hacer mucho una misma actividad el cuerpo se hace «experto» y cada vez necesita menos esfuerzo para realizarla.

7. **Añade especias y picante a las comidas.** Acelera el metabolismo por el simple hecho de que generan calor.

8. **Desayuna.** Despierta tu metabolismo, con lo que gastarás más calorías a lo largo del día.

9. **Varía tu dieta.** El cuerpo también se acostumbra a los alimentos. No comas siempre lo mismo. Además, al ser aburrido hará que abandones tarde o temprano.

10. Olvídate de las dietas bajas en calorías. Para perder peso hay que consumir menos calorías de las que se gastan; pero a veces las reducimos tanto que el cuerpo se acostumbra a funcionar así y entonces necesita aún menos, con lo que para perder peso cada vez debemos consumir menos calorías, y esto es un círculo vicioso. De ahí que al principio de una dieta baja en calorías se pierda peso, pero luego el cuerpo se estanca y hay que volver a reducir las calorías para seguir perdiendo. Las calorías son importantes y hay que controlarlas, pero fundamentalmente hay que controlar su calidad.

11. Sé constante y ten paciencia. No abandones al mes, acelerar tu metabolismo para quemar la grasa de reserva no se consigue en unas semanas.

> **Necesitas crear nuevos hábitos dietéticos y de entrenamiento para que tu metabolismo se ponga en marcha.**

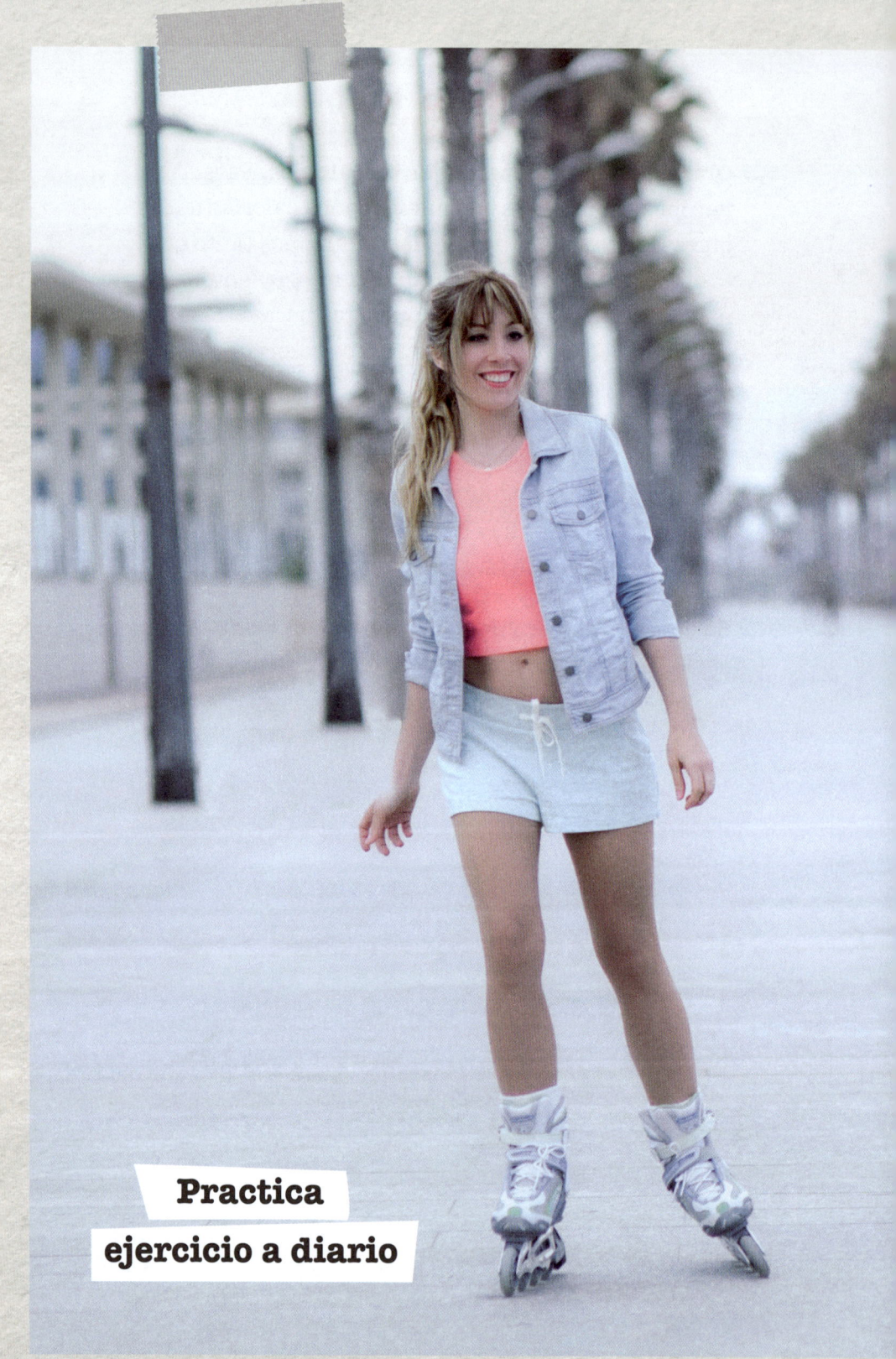

Practica ejercicio a diario

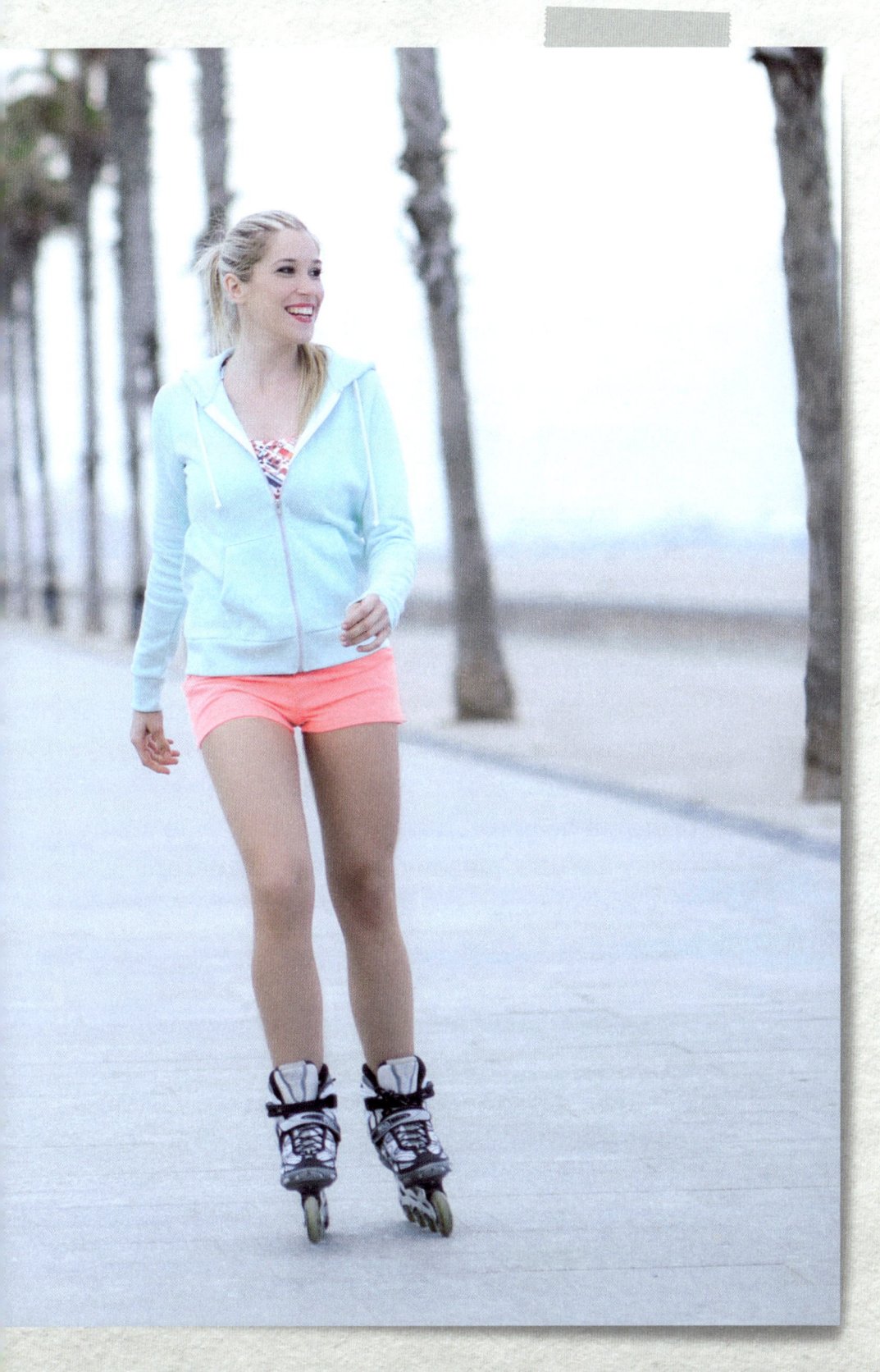

Superalimentos

Son alimentos que proporcionalmente acumulan un mayor porcentaje de vitaminas, minerales y fitonutrientes que otros, con lo que su consumo regular nos mantiene nutridos y nos ayuda a proteger la salud.

Existen superalimentos que conocemos de toda la vida: vinagre de manzana, cacao, cerezas, cayena, canela, coco, salmón, avena, granada, té verde... **Y otros que nos suenan más «raros»,** pero que en realidad se pueden encontrar fácilmente en muchos supermercados o en tiendas ecológicas: açai, sirope de agave, aloe vera, baobab, algas, proteína de arroz, algarrobo, semillas de chia, chlorella, lino, ginseng, bayas goji, guaraná, cáñamo, lúcuma, maca, rooibos, cúrcuma, espirulina, quinoa, etc.

Nuestra recomendación: intenta incorporar un superalimento en cada una de tus comidas. Así te aseguras de aumentar el valor nutricional de las mismas.

El deporte

La buena alimentación es tan importante como el deporte para llevar una vida saludable. El deporte contribuye a que los huesos sean más fuertes, incrementa el nivel de músculo y mejora nuestro estado de ánimo.

Practica ejercicio a diario. **Escoge unos 30 minutos de actividad física al día, serán suficientes para mejorar tu estado físico y tu salud.**

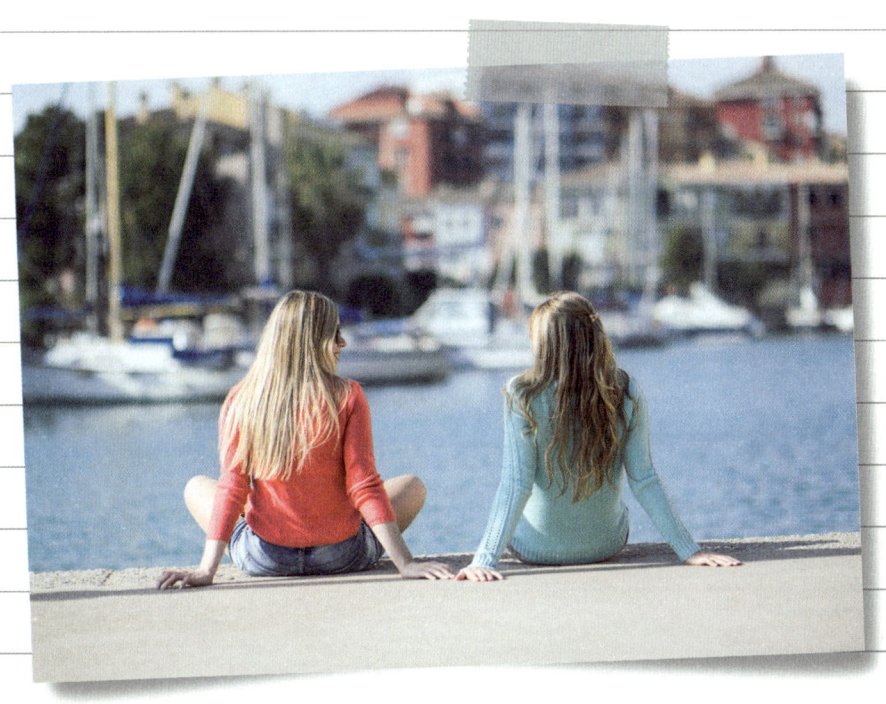

Comer fuera de casa

Si eres una persona con una vida social muy activa, o que, por trabajo, sueles comer muchas veces fuera de casa, te damos unos trucos para llevar una alimentación saludable sin renunciar a esas salidas:

1. **Busca platos que contengan una fuente de proteína** y que estén cocinados de manera saludable (horno, plancha, vapor...), como, por ejemplo, carnes, pescados, huevos, soja...

2. **Elige guarniciones de ensalada o verduras** cocinadas al horno o a la plancha.

3. **Añade un carbohidrato saludable:** un trozo de pan integral, arroz basmati, patata asada... Que no suponga más de 1/4 del plato.

4. **Aliña las ensaladas con aceite y vinagre.** Deja las salsas para el fin de semana.

5. **Pide que te cocinen las cosas sin aceites** ni mantequilla.

Otra cosa que preocupa es salir a picar algo. Es difícil resistirse a ese momento con los amigos, pero todo es cuestión de voluntad. Estas son nuestras elecciones:

6. **Para beber:** agua, zumo de tomate con pimienta, una copa de vino, zumos naturales sin azúcar añadido.

7. **Para picar:** aceitunas, pepinillos, cacahuetes con cáscara, jamón serrano, sepia o calamares a la plancha con picadillo de perejil y limón.

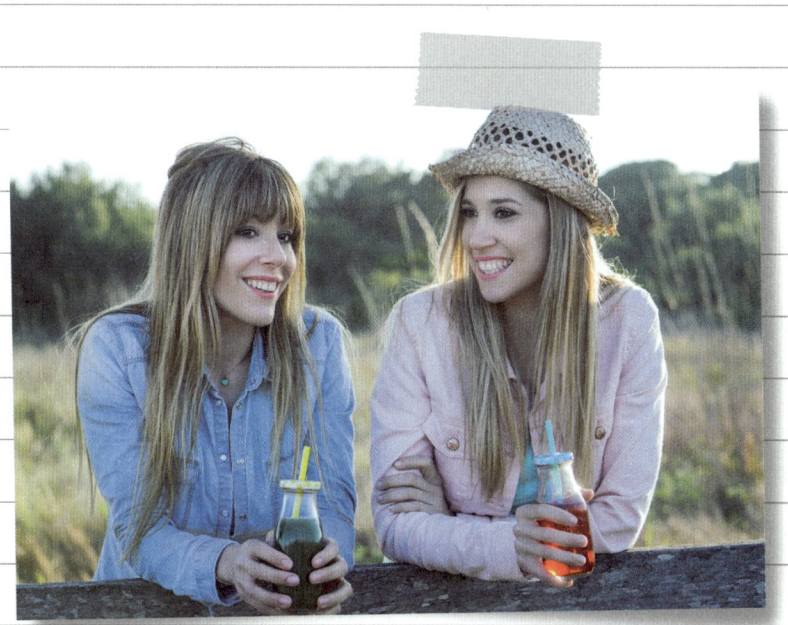

El *cheat meal*

**¿Y esto significa que vamos a renunciar a comer de vez en cuando nuestro plato favorito?
¡No!, por supuesto que no.**

Vivir de forma saludable es vivir de forma equilibrada, con nuestro cuerpo y con nuestra mente. Y todos necesitamos de vez en cuando del placer que nos provoca la comida, dejando a un lado las calorías y los nutrientes.

Además de este aspecto psicológico, existen varias teorías que aseguran que es bueno para el cuerpo hacer 1 o 2 comidas trampa —*cheat meal*— a la semana, es decir, que es bueno saltarse la alimentación saludable de vez en cuando. Según estas teorías, este repentino aporte de grasas o calorías extras le viene bien a nuestro organismo, es como un «venga, despierta de tanta comida sana e intenta quemar esto», provocando una aceleración del metabolismo.

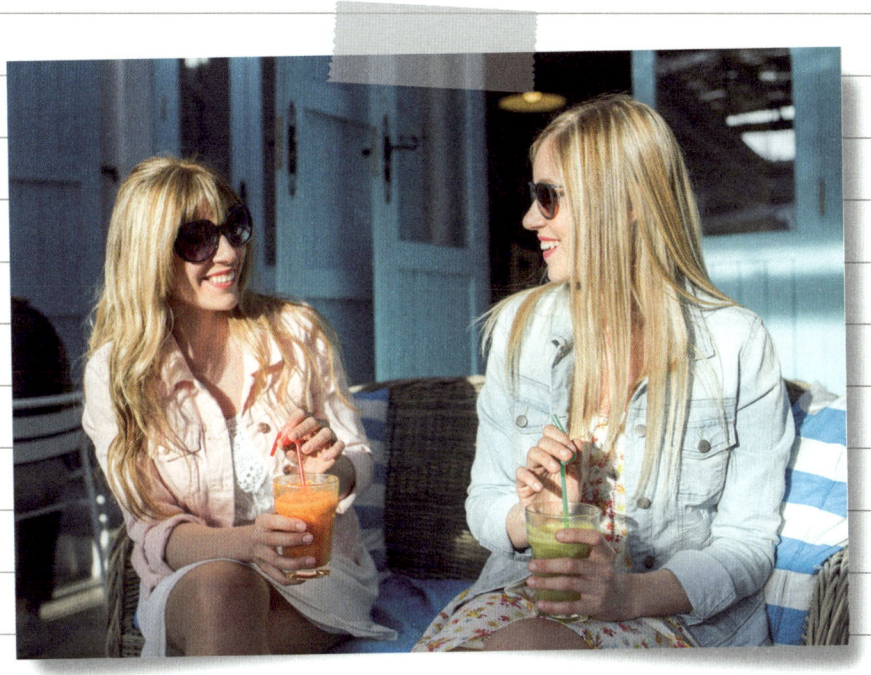

Sea cierta o no esta hipótesis, lo que es real es que la semana tiene 7 días, y a 5 comidas por día, hace un total de 35 comidas semanales. Si de esas, 1 o 2 —si ya te sientes bien con tu peso— no son tan «limpias», no va a afectarte. Es lo mismo que el que come mal en 34 comidas y en una toma ensalada... Así difícilmente perderá peso.

Eso sí, hablamos de 1 comida, no de un día entero. Nuestra recomendación: tu comida libre no debe durar más de 3 horas desde que empieza hasta que acaba.

Si te ves incapaz de «cortar», elige el momento de la cena para hacerlo… y no empieces en la merienda.

Lo más importante de esta comida libre es la sensación de no estar a dieta. El saber que el fin de semana vas a poder tomar eso que tanto te gusta, te incentiva a comer saludable durante el resto de la semana, ayudándote a controlar la ansiedad, mucho más que si sabes que tienes que esperar 3 meses para comer ese plato que tanto te gusta.

En resumen, y como ya hemos dicho, se trata de comer de forma correcta un 90 por 100 del tiempo. Así que no te «olvides de olvidarte» de todo de vez en cuando.

Regálate ese 10 por 100 restante para disfrutar de platos tradicionales, de esa hamburguesa con amigos, del bizcocho de tu madre o de la paella de tu abuelo.

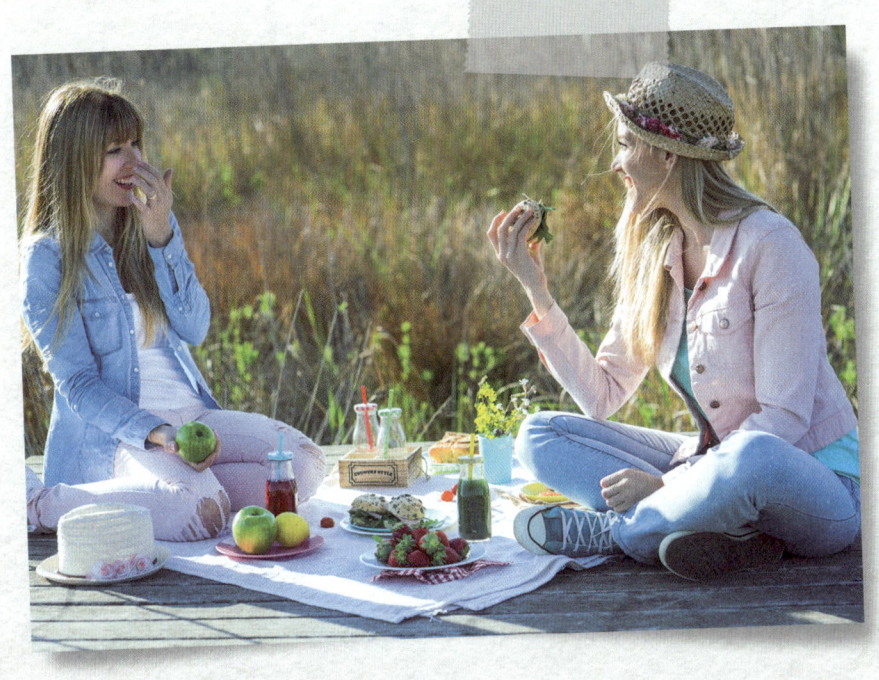
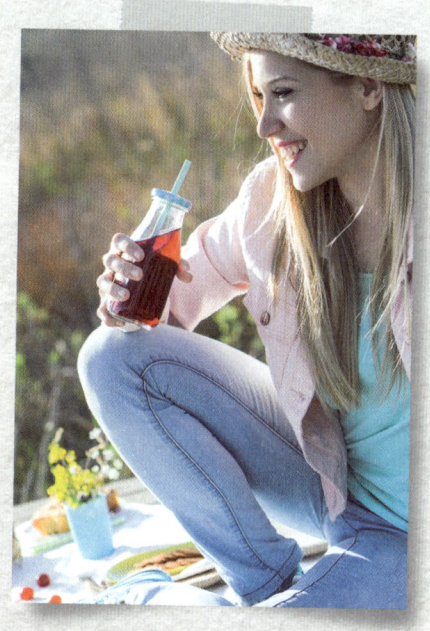
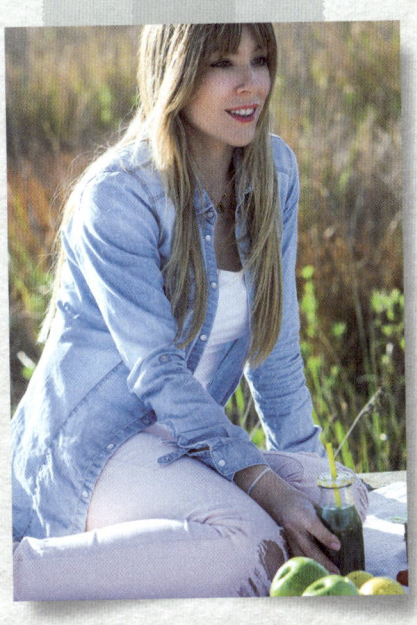

Desayunos

Recuerda incluir siempre
todos los nutrientes
que tu cuerpo necesita en el desayuno,
porque esta es la comida más
importante del día.

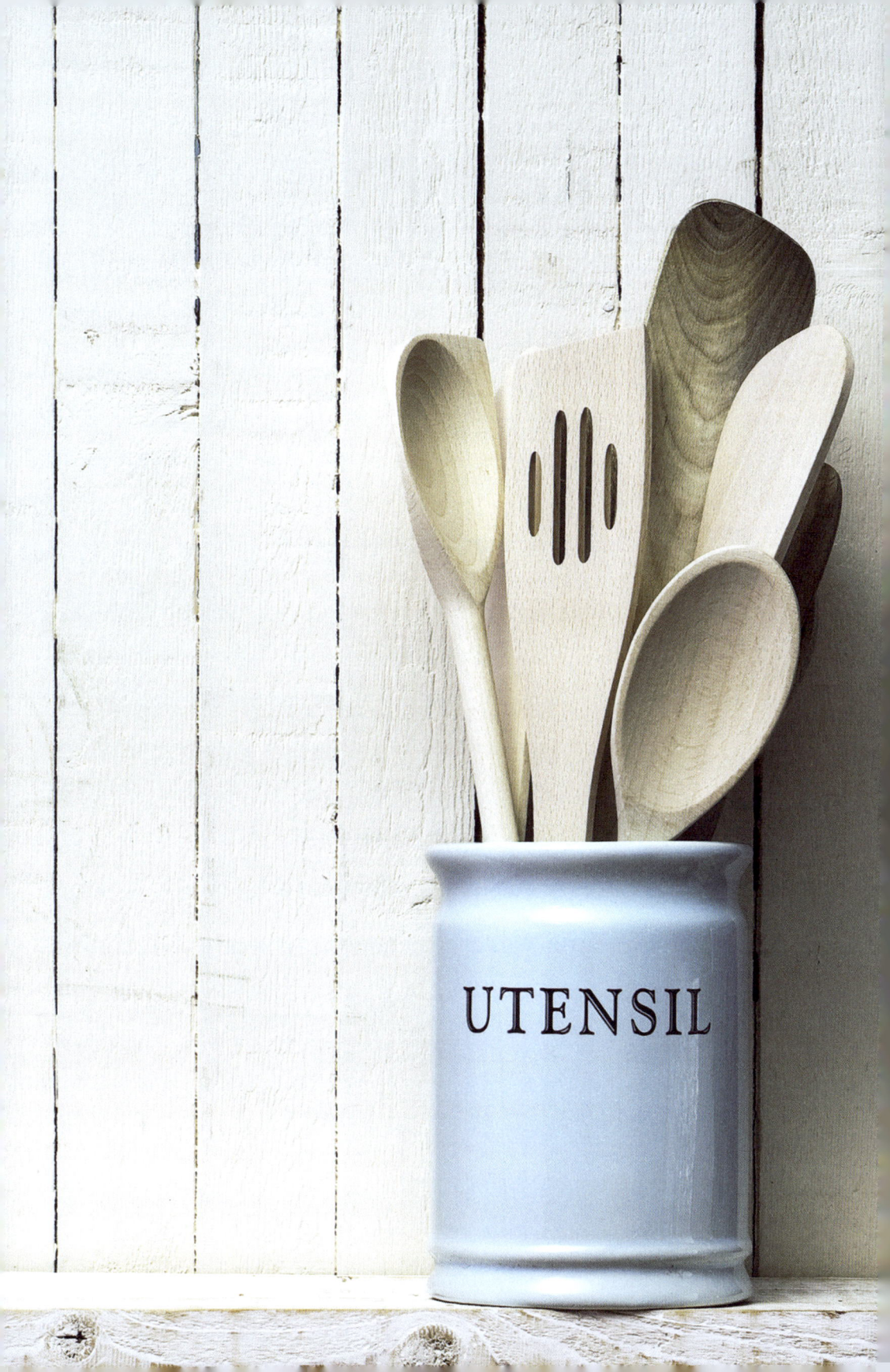

Tortitas de avena

raciones	Kcal.	dificultad
1	**259**	**baja**

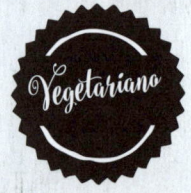

Ingredientes

40 ml de leche 0% MG o vegetal
(soja, almendra, avellana...)

40 g de harina de avena
(o copos de avena molida)

1/2 cucharadita de canela

4 claras de huevo

1 yema

Endulzante (al gusto)

Aceite de oliva en espray

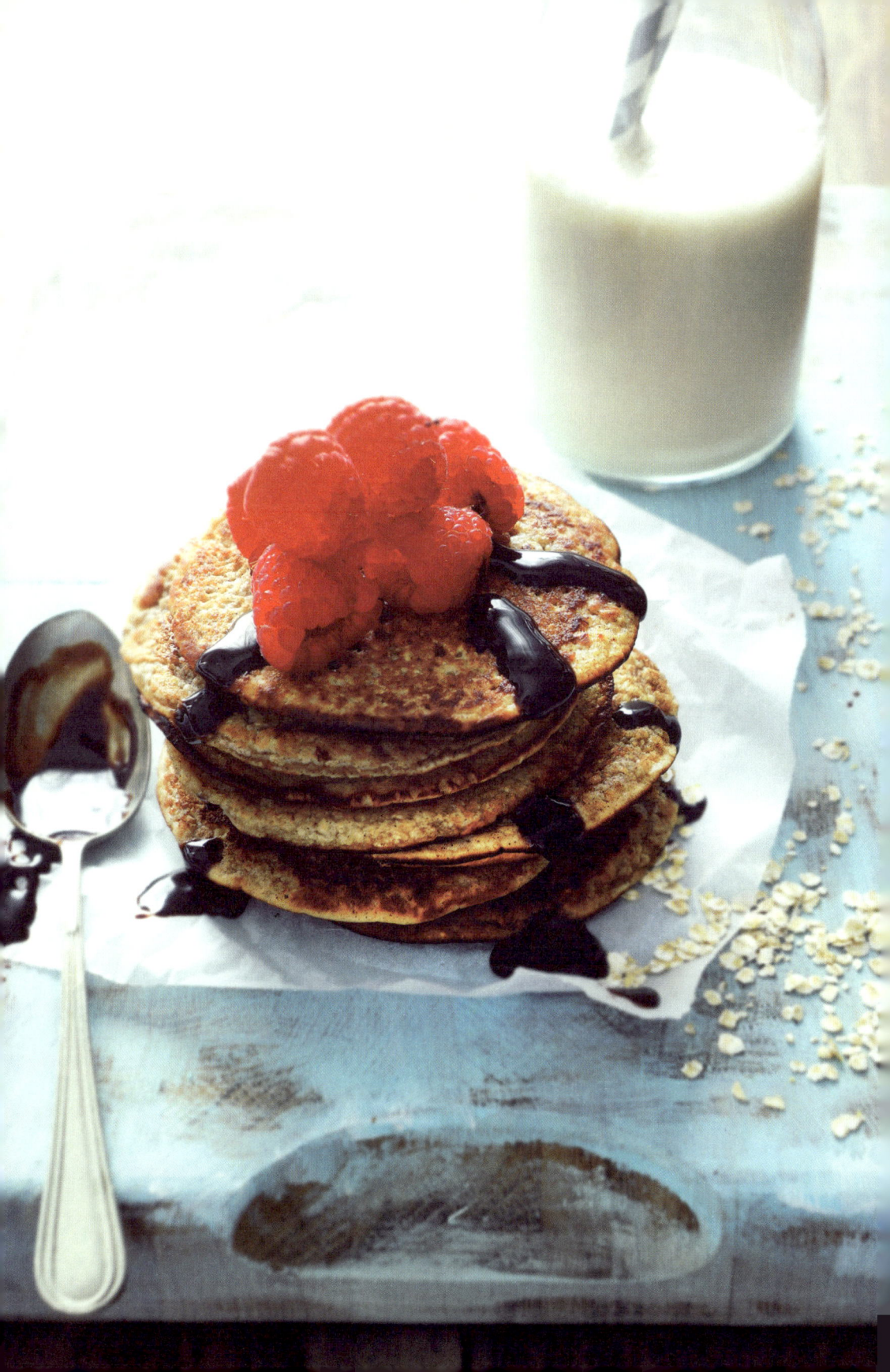

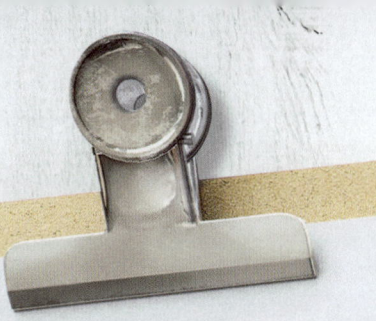

¿Por qué tomar avena?

Este cereal es uno de los mejores alimentos para el desayuno. A pesar de ser un carbohidrato, es rico en proteína y fibra. **Mejora la digestión, es muy saciante, evita el estreñimiento y es depurativa.** Además, al ser un carbohidrato complejo, proporciona energía de forma progresiva durante varias horas.

También es bueno para limpiar las paredes de las arterias, ya que la fibra va «barriendo» los depósitos de grasa que se acumulan en ellas y que pueden originar problemas cardíacos.

Elaboración

→ Bate en un bol las claras, la yema y la leche. Agrega el resto de ingredientes y mezcla bien para que no queden grumos. Divide la masa en 3 partes iguales.

→ Precalienta una sartén y pulveriza un poquito de aceite (si es necesario, retira el exceso con una servilleta de papel).

→ Vierte un poco de masa en la sartén, baja el fuego y espera a que se cuaje (empieza a burbujear). Dale la vuelta con la ayuda de una espátula y cocina unos segundos más.

Consejo

La sartén debe ser buena y muy antiadherente. Lo mejor es comprar una nueva y reservarla únicamente para tortitas y tortillas. Así evitarás que se te pegue. Cuanto más pequeña sea la sartén, mayor número de tortitas te saldrán.

Bizcocho de canela

raciones	Kcal.	dificultad
4/6	**132**	**media**

Ingredientes

80 g de copos de avena o harina de avena

60 ml de leche 0% MG o vegetal (soja, almendra...)

40 g de almendra molida

1 cucharada de postre de levadura

1 cucharada sopera de canela en polvo

3 claras

2 huevos

Unas gotitas de aroma de vainilla

Endulzante (al gusto)

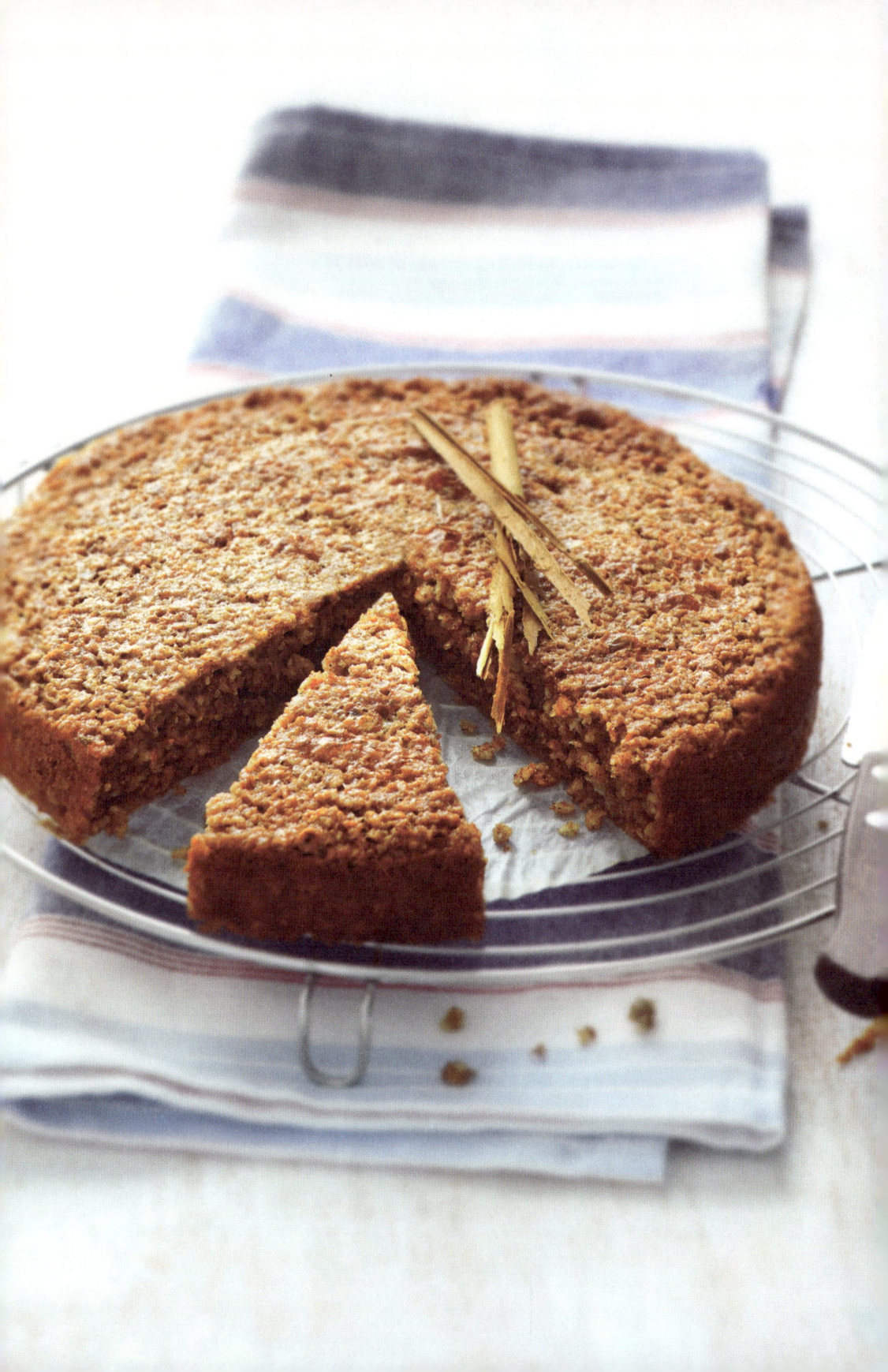

¿Por qué tomar canela a diario?

La canela **ayuda a reducir el azúcar en sangre.** Y tan solo con 1/2 cucharadita al día puedes disminuir los niveles de colesterol y triglicéridos. Está indicado también para resfriados, gripes y bronquitis por su fuerte efecto como estimulante, de ahí que acelere el metabolismo. **Además, facilita el buen funcionamiento del sistema digestivo** ayudando a la expulsión de gases y a combatir las náuseas, los vómitos y las diarreas.

Una forma de incorporar esta especia en la dieta es añadirla al café, té, zumos, cereales o tostadas.

Elaboración

→ Mezcla bien todos los ingredientes hasta que obtengas una masa homogénea. Primero incorpora los húmedos y luego, los secos.

→ Prueba la masa y rectifica con el endulzante si te parece que no tiene suficiente dulzor.

→ Ponla en un molde de unos 22 cm (para 5 raciones) y hornéala durante 18 min a 180 °C. Puedes pincharla con un palito y cuando salga limpio, ya está cuajada.

Consejo

Si no tienes almendra molida, se puede añadir más avena, pero no sale igual de esponjoso.

Si el molde es más grande, el bizcocho se quedará más bajito y se hará más rápido, por lo que tienes que estar atento para que no se quede seco.

Sandwichtilla

raciones	Kcal.	dificultad
1	198	baja

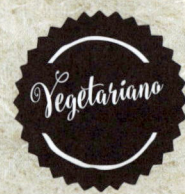

Ingredientes

2 rebanadas de pan integral

4 claras de huevo

1/2 cucharadita de canela

Un chorrito de leche (opcional)

Endulzante (al gusto)

Aceite de oliva en espray

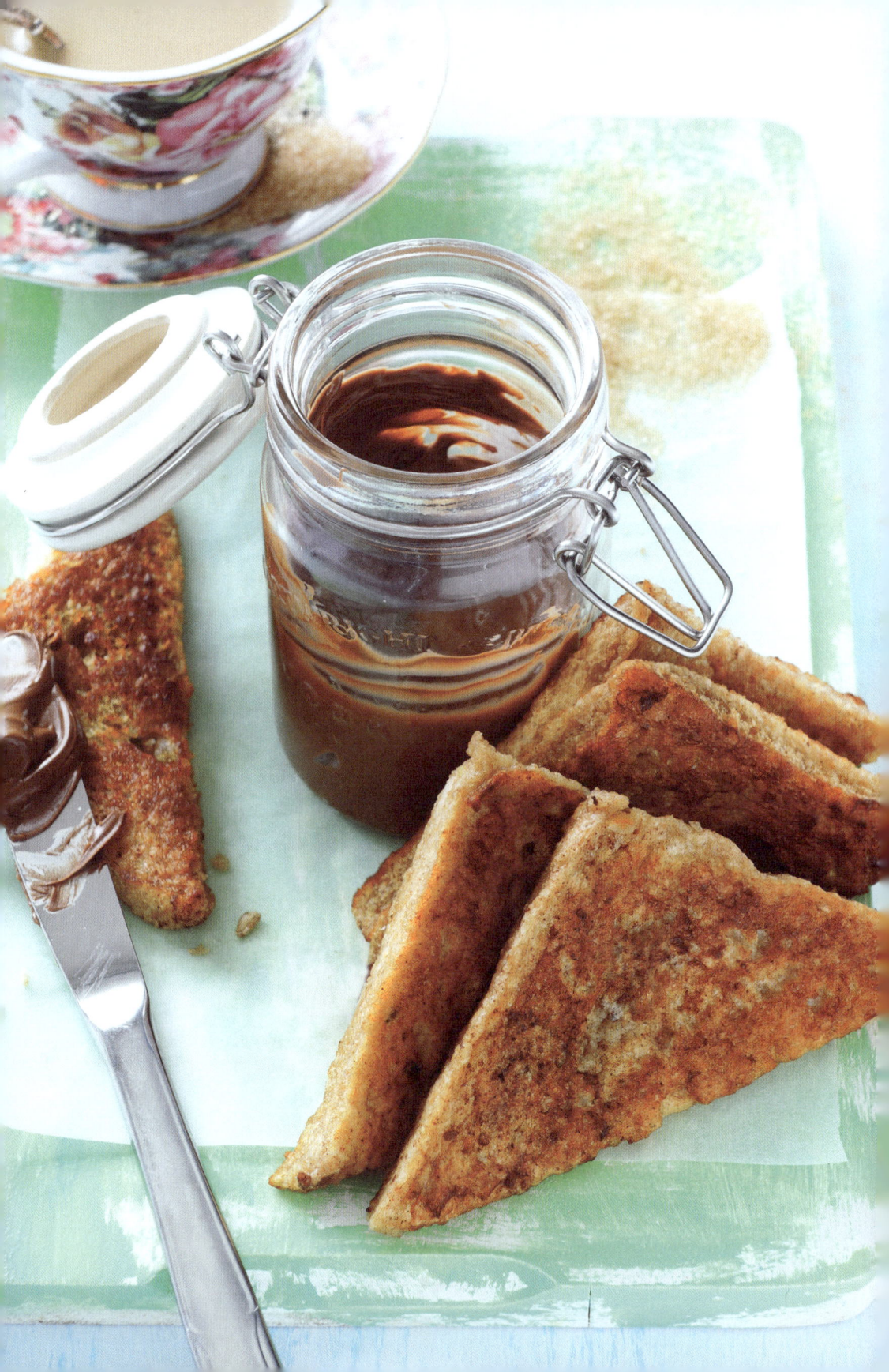

Sandwichtilla, mitad sándwich, mitad tortilla

Es un término que inventamos para denominar a esta receta, una versión de las famosas **french toast,** pero sin lácteos, sin freír y con mucha proteína. Así, el pan queda muy tierno y muy rico. **Te aseguramos que comiendo esto jamás te sentirás a dieta.**

Una delicia que, además, se prepara en un momento, y que estamos seguras que va a convertirse en uno de tus desayunos preferidos.

> *No te obsesiones con los resultados. Si aprendes a disfrutar del camino los resultados llegarán.*

Elaboración

- Bate las claras enérgicamente. Agrega el endulzante elegido, la canela y, si quieres, un chorrito de leche.

- Precalienta una sartén y pulveriza un poquito de aceite de oliva (si es necesario, retira el exceso con una servilleta de papel).

- Empapa bien las rebanadas de pan en la mezcla de claras. Dóralas en la sartén y dale la vuelta con cuidado para que tomen color por las dos caras.

Consejo

El pan debe ser integral, es decir, que en los ingredientes ponga «harina integral», y debes procurar que, además, sea bajo en sal y sin azúcares añadidos. Puedes tomarla tal cual o rellenarla con mermelada o crema de cacao caseras sin azúcar.

Crumble de manzana
y frambuesa

raciones	Kcal.	dificultad
2	**369**	**baja**

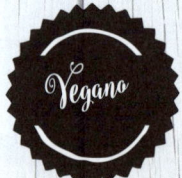

Ingredientes

2 manzanas

1 cucharada sopera de azúcar de coco
(o de azúcar moreno o de miel)

2 cucharadas soperas de almendra molida

2 cucharadas soperas de avena en copos

1 cucharada sopera de chips de chocolate puro

1 cucharada sopera de almendra picada

1 cucharada sopera de coco rallado

1 taza de frambuesas

1 cucharada de aceite de almendra
(o de coco o de oliva)

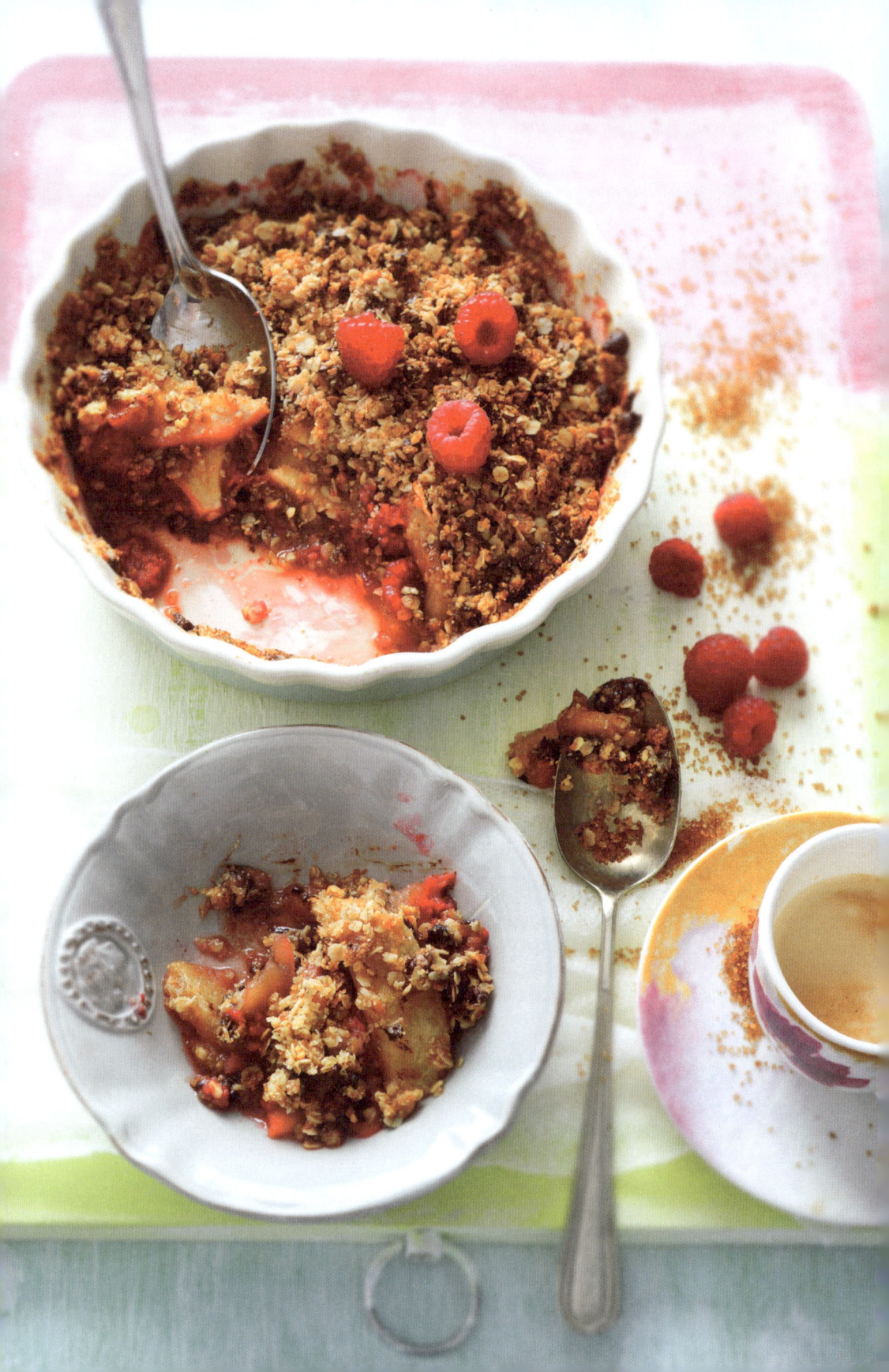

El crumble

Es un pastel de harina con frutas. El original se elabora con frutas cortadas a las que se recubre con una masa de harina, manteca (generalmente, mantequilla) y azúcar.

Esta es nuestra versión, sin azúcar y harina refinadas ni mantequilla. ¡En nuestra línea, vaya!

Para alcanzar lo que nunca has tenido, tendrás que hacer lo que nunca has hecho.

Elaboración

→ Pela y corta las manzanas en láminas. Colócalas en un recipiente apto para horno junto con las frambuesas (pueden ser congeladas).

→ Aparte, junta el resto de ingredientes en un bol y remueve hasta que todo quede impregnado con el aceite. Añade esta mezcla a las manzanas.

→ Hornea el crumble a 170 ºC (calor arriba y abajo) unos 30 min aproximadamente o hasta que la fruta esté blanda.

→ Gratina 5 min más para que el pastel quede crujiente. Sírvelo templado.

Consejo

El crumble puede variar mucho tan solo cambiando las frutas.

Brazo de gitano
con crema de queso

raciones	Kcal.	dificultad
2	**239**	**media**

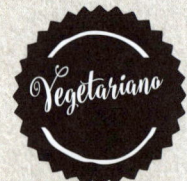

Ingredientes

Para la masa

50 ml de leche 0% MG o leche vegetal

1 cucharada sopera de cacao desgrasado sin azúcar en polvo

2 cucharadas soperas de almendra molida

2 cucharadas soperas de harina de avena

3 claras a punto de nieve

1 huevo

Endulzante (al gusto)

Sal

Para la crema de queso

100 g de queso crema bajo en grasa

15 ml de vainilla

1 sobrecito de stevia u otro endulzante

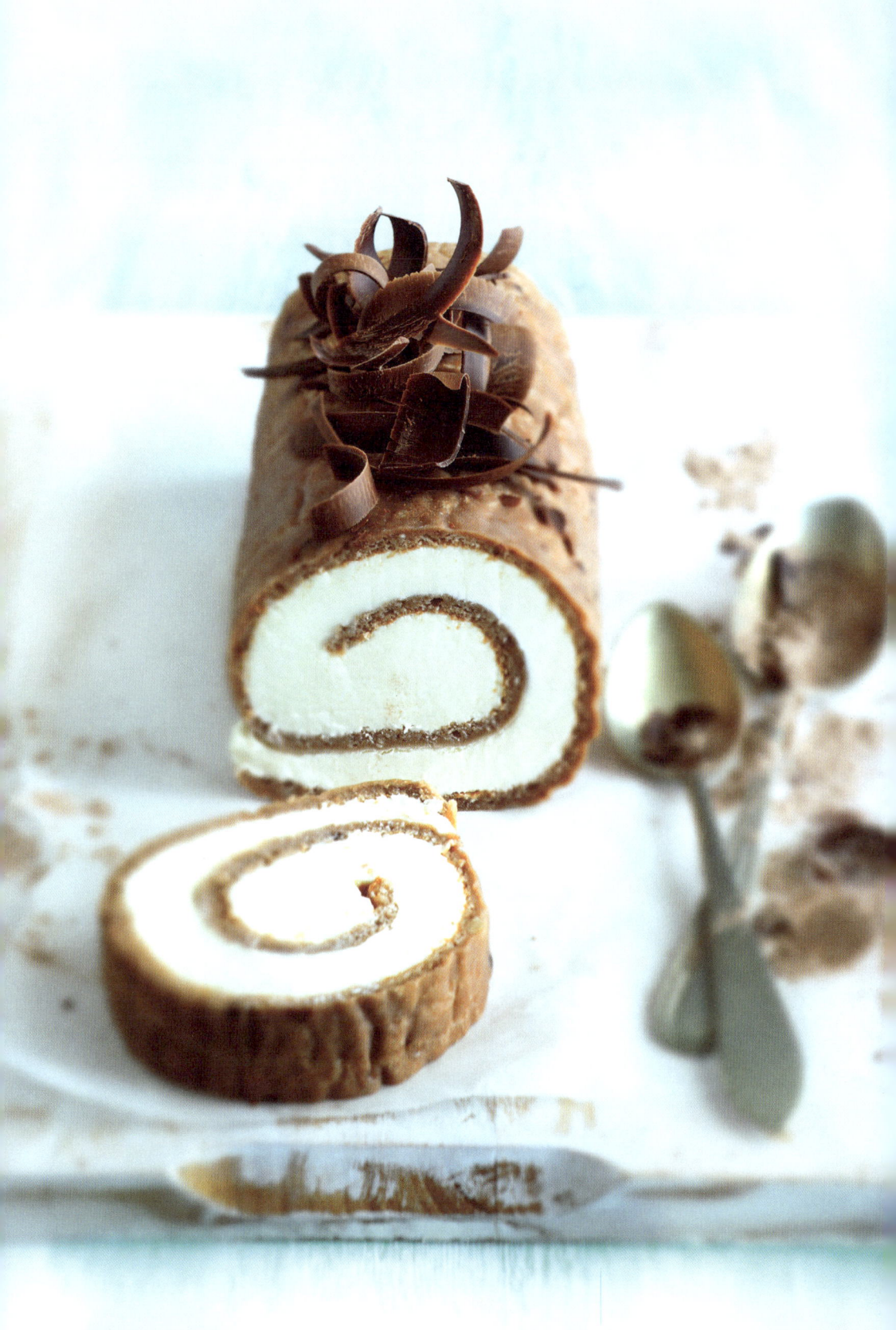

Beneficios del cacao

Además de su exquisito sabor, el cacao tiene muchos beneficios para la salud. **Es antioxidante,** por lo que retrasa el envejecimiento. **Regula la presión arterial,** disminuye los niveles de «colesterol malo» y aumenta el «colesterol bueno».

El cacao **produce serotonina y activa endorfinas,** sustancias que ayudan a disminuir la depresión y provocar felicidad.

El chocolate está muy demonizado debido a que el que solemos comprar está cargado de azúcar, pero si no se lo añadimos es un alimento ideal.

Consejo

Puedes usar diferentes opciones de relleno: nutella fit, mermelada sin azúcar, mantequilla de cacahuete, pasta de coco (coco, agua, edulcorante), etc.

Elaboración

- Mezcla en un bol el huevo, la leche, la harina, la almendra y el cacao. Remueve y agrega una pizca de sal y de endulzante. Incorpora las claras montadas, mezclando con movimientos envolventes hasta que no haya grumos.

- Precalienta el horno a 180 ºC. Coloca en la bandeja que vayas a utilizar una base antiadherente (como papel sulfurizado, plancha de silicona, etc., para que no se pegue) y vierte la mezcla sobre ella. Hornea unos 10 o 12 min.

- Mientras, mezcla el queso con la vainilla y el sobrecito de stevia (también puedes utilizar otro endulzante).

- Saca del horno la masa y déjala enfriar. Luego, extiende sobre ella la crema de queso. Enrolla el bizcocho apretando bien para que no queden huecos sin masa o sin mezcla, pero con cuidado de no romperlo.

- Envuelve el brazo en el film transparente y resérvalo en el frigorífico hasta el momento de servir para que quede más firme.

Avena cocida al cacao

raciones	Kcal.	dificultad
1	301	baja

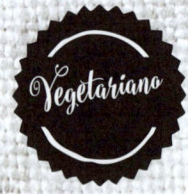

Ingredientes

40 g de avena en copos
(hojuelas)

10 g de almendra picada
(al natural)

100 ml de leche 0% MG
(o leche vegetal)

3 claras de huevo
(o 1 scoop de proteína Whey)

1 cucharada sopera de cacao en polvo
(sin azúcar)

Endulzante (al gusto)

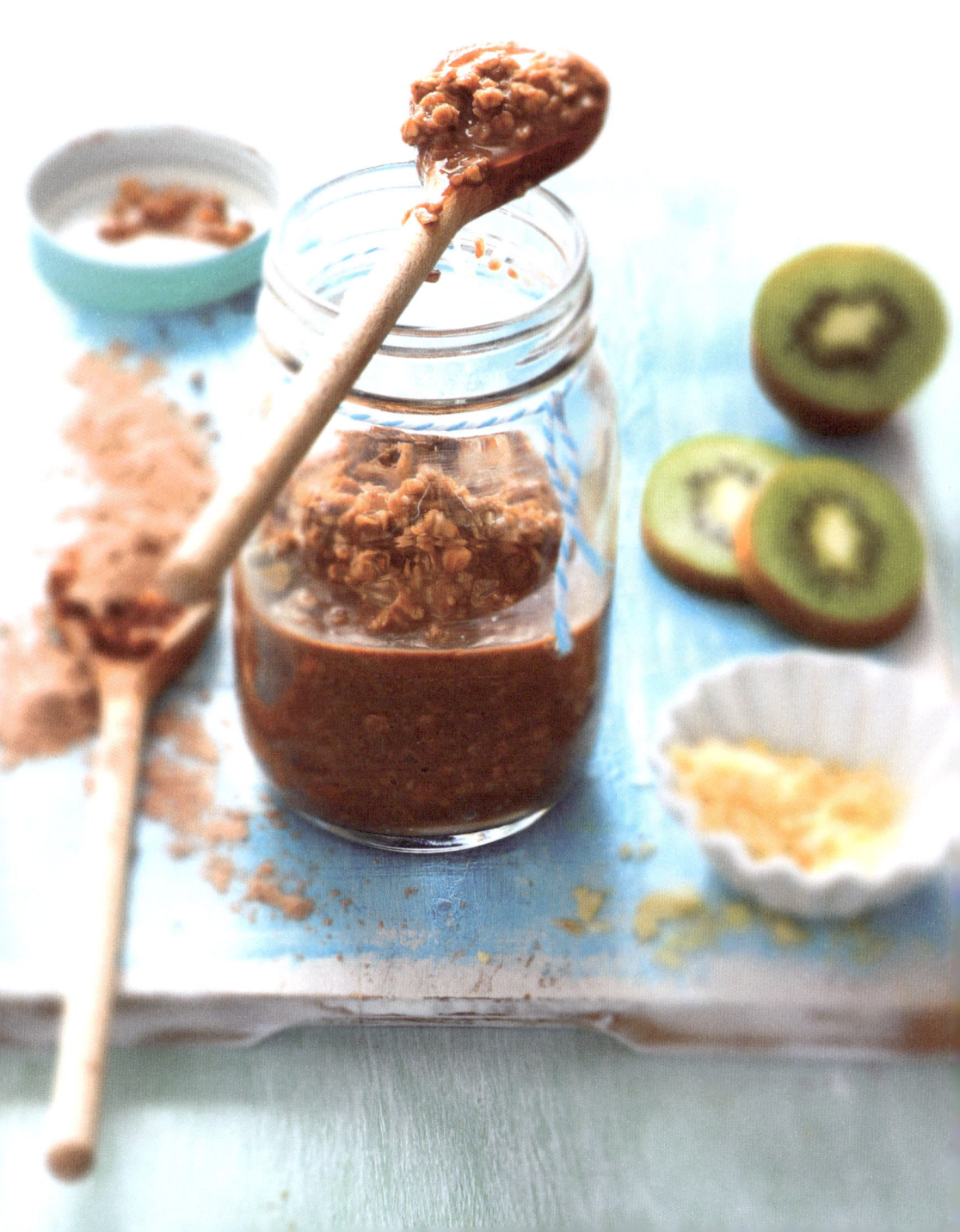

La importancia de los hidratos de carbono

Los carbohidratos son la **principal fuente de energía** para el organismo y resultan imprescindibles para una alimentación sana y equilibrada. Los hay simples y complejos.

Ejemplos de carbohidratos simples son el azúcar refinado, las frutas, la leche, los refrescos de bote y los cereales refinados. Ejemplos de carbohidratos complejos son los vegetales, el pan, el arroz y la pasta integral, y las legumbres.

Elaboración

→ Calienta la leche en un cazo y añade el cacao en polvo. Agrega también la avena y remueve.

→ Incorpora las claras de huevo o la proteína. Sigue removiendo para que no queden grumos.

→ Endulza al gusto (si utilizas la proteína en lugar de las claras, no es necesario, porque esta suele ser dulce). Mantén en el fuego unos 4 o 5 min y sírvela con fruta troceada y frutos secos naturales.

Consejo

Tanto las claras como la proteína son opcionales. Si no las pones, no pasa nada; la avena sale igual de sabrosa y nutritiva. La finalidad de añadir estos ingredientes es incluir en el desayuno una porción de proteína.

Sandwichtilla salada

raciones
1

Kcal.
339

dificultad
baja

Ingredientes

2 rebanadas de pan integral

1 cucharada sopera de queso crema 0% MG

1 loncha de queso bajo en grasa

3 claras de huevo

Fiambre de pavo bajo en grasa y en sal

Ajo, cebolla y orégano en polvo

Tomatitos cherry

Rúcula

Aceite de oliva en espray

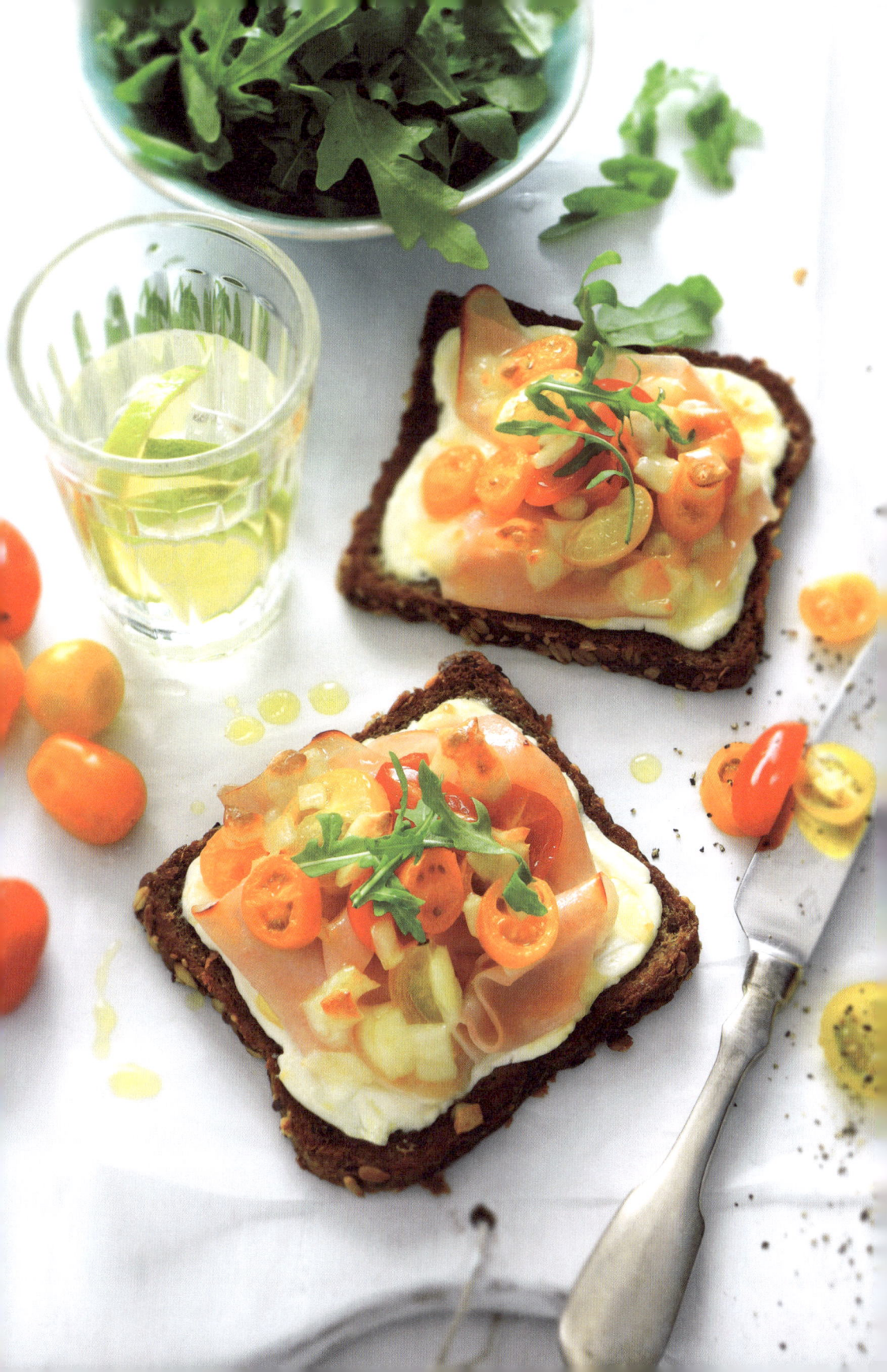

La versión salada

Si la sandwichtilla dulce es una delicia, ¿por qué no va a serlo la salada? Esta receta combina el pan hecho como sandwichtilla con el gratinado crujiente que le aporta el horno.

Un desayuno digno del fin de semana junto con un green smoothie (pág. 183) o un zumo de naranja.

Consejo

La sandwichtilla acepta multitud de variantes, tanto la versión dulce como la salada.

Otra buena opción de sandwichtilla salada es rellenarla con aguacate machacado y un par de lonchas de jamón serrano, y cerrarla como un sándwich, sin necesidad de gratinar. Es un desayuno o almuerzo delicioso y muy completo al reunir los nutrientes esenciales: hidratos de carbono complejos, proteínas de alta calidad y grasas saludables.

Elaboración

→ Bate enérgicamente las claras junto con el queso crema. Agrega el ajo, la cebolla y el orégano en polvo.

→ Precalienta una sartén y pulveriza un poquito de aceite de oliva (si es necesario retira el exceso con una servilleta de papel).

→ Empapa las rebanadas de pan en la mezcla de claras hasta que estén completamente empapadas y dóralas en la sartén por las dos caras.

→ Añade el queso, el pavo, los tomatitos y la rúcula como si de una pizza se tratara.

→ Gratina unos minutos en el horno y sírvela caliente.

Muffins de plátano
con salsa de frambuesa

raciones	Kcal.	dificultad
2	**361**	**media**

Ingredientes

4 claras de huevo

50 g de harina de avena
(copos molidos)

30 g de almendra molida

1 cucharada sopera colmada de mantequilla de cacahuete

4 cucharadas soperas de leche vegetal

1 cucharadita de levadura

1 cucharadita de canela

1 yema de huevo

1 plátano

Frambuesas
(pueden ser congeladas)

Endulzante (al gusto)

Aroma de plátano o vainilla

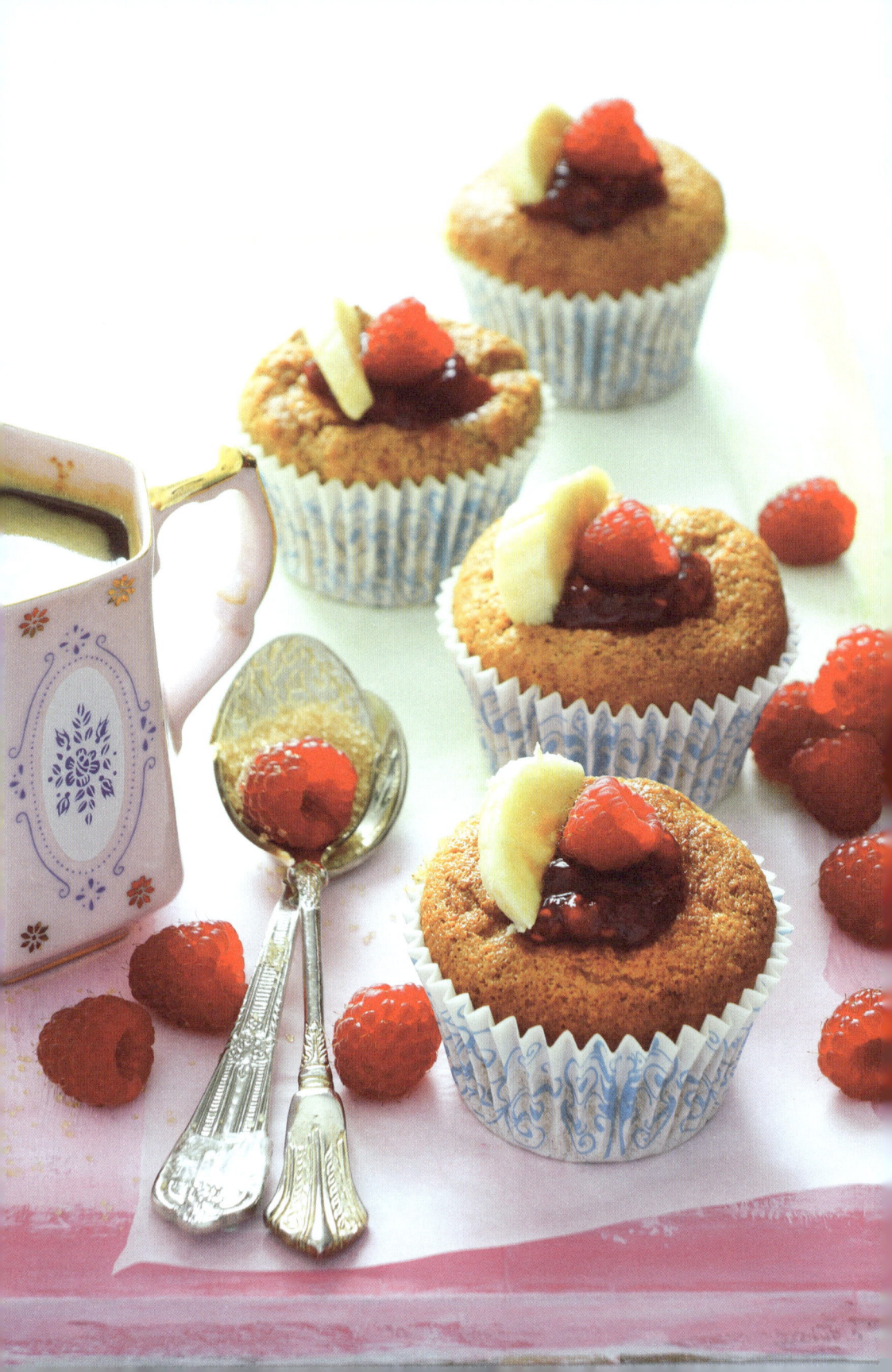

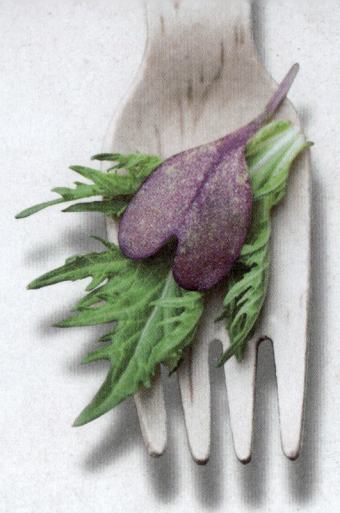

El plátano

Uno de los alimentos a los que tememos por su aporte calórico. Pues bien, el plátano no tiene más calorías que 1 cucharada de aceite o que 2 manzanas.

Es un alimento rico en magnesio y potasio. Comer plátanos de forma equilibrada es muy beneficioso para el organismo, y las mañanas son uno de los mejores momentos del día para consumirlos.

Elaboración

→ Precalienta el horno a 200 ºC.

→ Licua todos los ingredientes, reservando 1/3 de plátano para decorar.

→ Rellena 4 o 5 moldes de muffins (solo las 3/4 partes del molde) y hornéalos unos 25 min a 180 ºC.

→ Decora con unas frambuesas y unas rodajas de plátano por encima.

Consejo

Puedes sustituir la mantequilla de cacahuete por aceite de oliva.

Las frambuesas las puedes mezclar con un poquito de miel.

También puedes utilizar fresas. Sale igual de bueno.

Panna cottas
de chocolate

raciones	Kcal.	dificultad
2	**262**	**media**

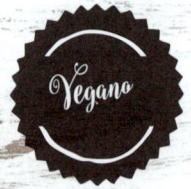

Ingredientes

250 g de tofu firme

80 ml de leche vegetal
(preferiblemente de almendra)

Endulzante al gusto

2 cucharadas soperas de cacao
en polvo sin azúcar

1 cucharada sopera de coco rallado

60 ml de agua

Un chorrito de esencia o aroma de coco
(opcional)

Agar-agar o 4 hojas de gelatina
(no veganos)

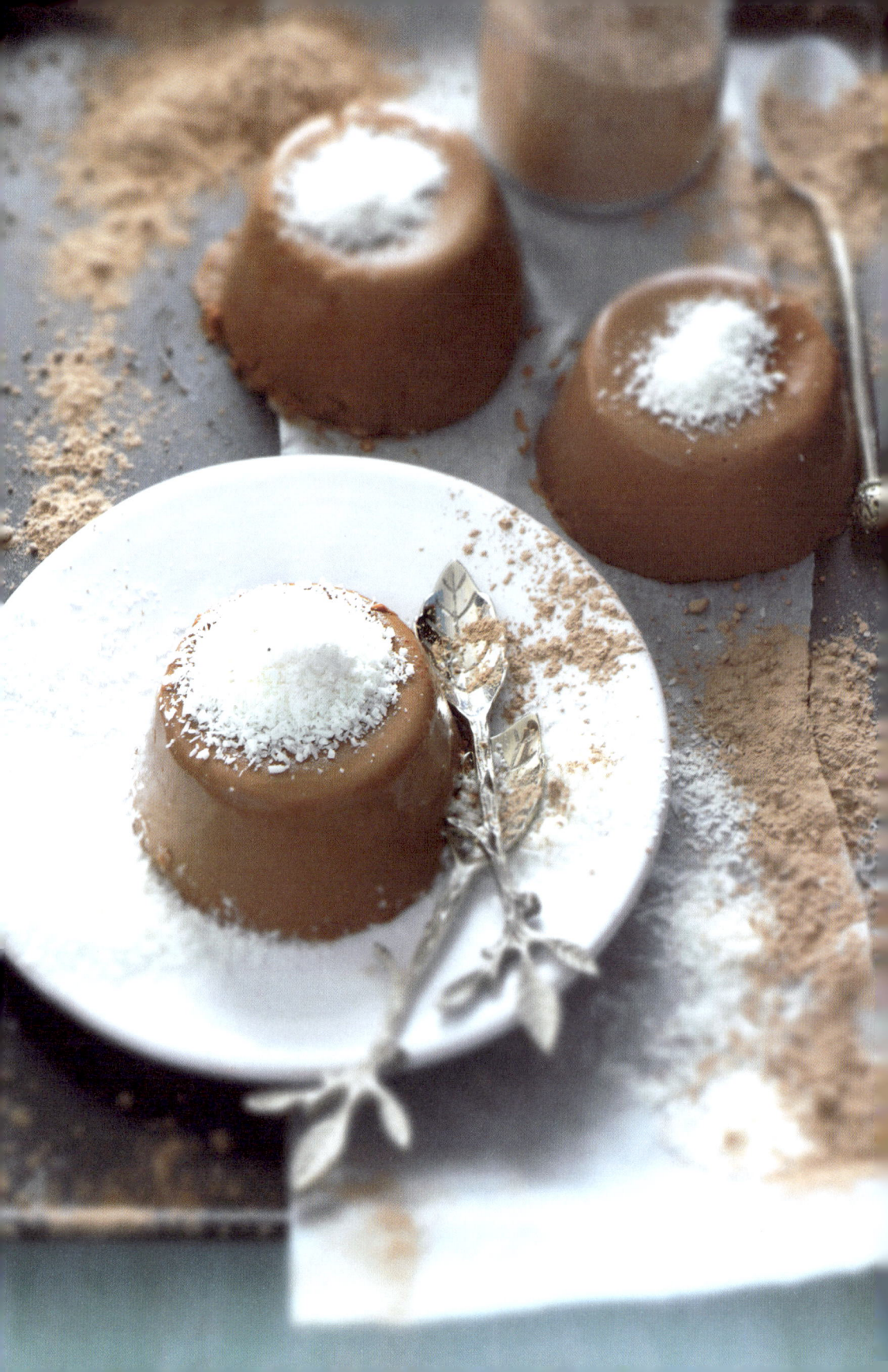

Suponer que la comida es la única fuente de felicidad es negar todos los estímulos que nos ofrece la vida. Come lo justo y tendrás un físico saludable para disfrutar de todo lo que la vida te puede ofrecer.

El tofu, la proteína vegetal

El tofu es un alimento **originario de China.** Sus ingredientes son semillas de soja, agua y espesantes. Es bajo en calorías y alto en proteína vegetal, además, es más rico en calcio que la leche de vaca.

Al carecer de mucho sabor, resulta muy versátil tanto para hacer platos dulces como salados.

Elaboración

→ Tritura el tofu junto con la leche vegetal hasta que obtengas una crema fina sin grumos.

→ Agrega el edulcorante, el cacao y la esencia de coco. Pruébalo, si no está lo suficiente dulce y con sabor a coco, añade un poquito más.

→ Prepara el agar-agar según las instrucciones (para la opción vegana) o hidrata las hojas de gelatina y luego dilúyelas en 60 ml de agua caliente hasta que se disuelvan por completo. Cuélalo para asegurarte de que no quedan grumos y añádelo a la crema de tofu.

→ Divide la mezcla en moldes de silicona y resérvalo en el frigorífico durante 3 o 4 h y sírvelo con coco rallado por encima.

Consejo

La panna cotta es un postre típico italiano hecho a base de nata cocida. Esta es la versión vegana y ligera, sustituyendo la nata por tofu.

Muffins de jengibre,
pasas y nueces

raciones	Kcal.	dificultad
5	**247**	**media**

Ingredientes

1 taza de harina de avena

1 taza de copos de avena

125 ml de leche sin grasa (o leche vegetal)

2 cucharadas soperas de almendra molida

2 cucharadas soperas de pasas naturales

1 cucharada sopera de sacarina líquida

1 cucharada sopera de levadura seca

1 cucharada sopera de bicarbonato

1 cucharada sopera de jengibre

1 cucharadita sopera de canela

3 nueces • 1 huevo

3 claras • Ralladura de limón

Edulcorante (al gusto)

1 cucharada de aceite de coco
(o de aceite de oliva suave)

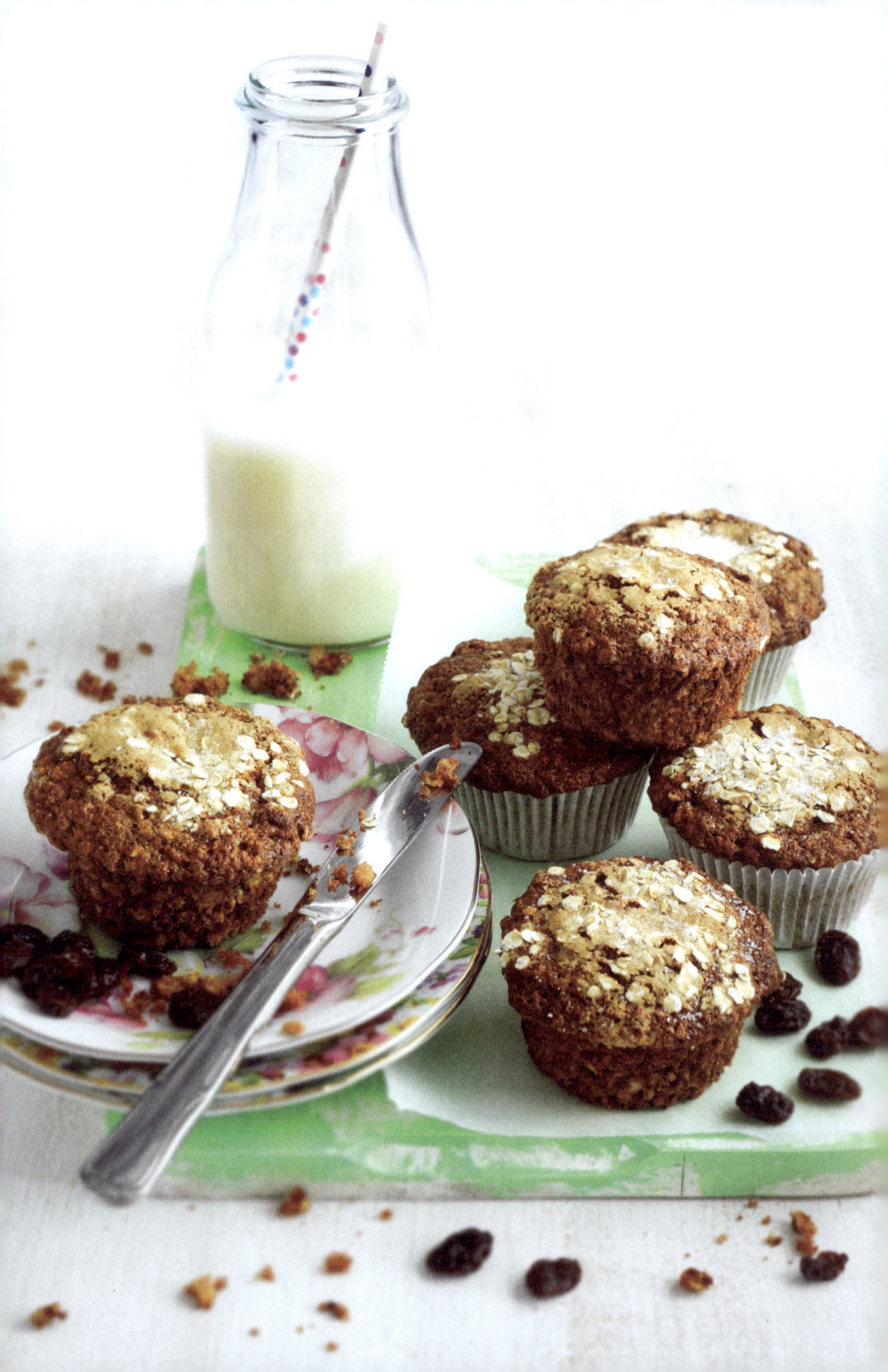

Propiedades del jengibre

Investigaciones médicas han demostrado que la raíz de *Zingiber officinale* **es efectiva en el tratamiento contra las náuseas y mareos** causadas al viajar en algunos medios de transporte, así como las que aparecen durante el embarazo en horas matutinas.

Además, es un potente **estimulante del sistema nervioso central y autónomo.** Contiene compuestos con propiedades antioxidantes, anticancerosas, antiinflamatorias y antiarteroescleróticas. También se recomienda en el tratamiento del asma, por lo que es antihistamínico y antiinflamatorio de las vías respiratorias.

Elaboración

→ Mezcla todos los ingredientes húmedos. Por otro lado, junta los ingredientes secos, excepto las nueces y las pasas.

→ Añade poco a poco los secos a los húmedos y remueve con unas varillas para que todo se integre bien.

→ Por último, agrega, también poco a poco, el edulcorante. Pruébala y rectifica si fuera necesario. Incorpora a la masa las nueces partidas en trocitos y las pasas.

→ Llena moldes de silicona con la masa y hornéalos durante 20 min a 180 ºC.

→ Puedes probar a pinchar los muffins con un palito para comprobar que están hechos. Es preferible que estén un poco húmedos porque si no te pueden quedar muy secos.

Consejo

Nosotras endulzamos con un edulcorante líquido a base de sacarina y ciclamato, con stevia, azúcar de coco, sirope de agave o con miel. Aunque existen muchas otras opciones. Los más sanos son los naturales (miel, agave, azúcar de coco...) pero también son más calóricos. En las recetas dulces indicamos «endulzante al gusto», para que decidáis cómo hacerlo según vuestros gustos. La sacarina es mejor tomarla una vez al día y en poca cantidad. El aspartamo es el peor de los edulcorantes artificiales, es malo para la salud, no soporta altas temperaturas y al calentarse amarga.

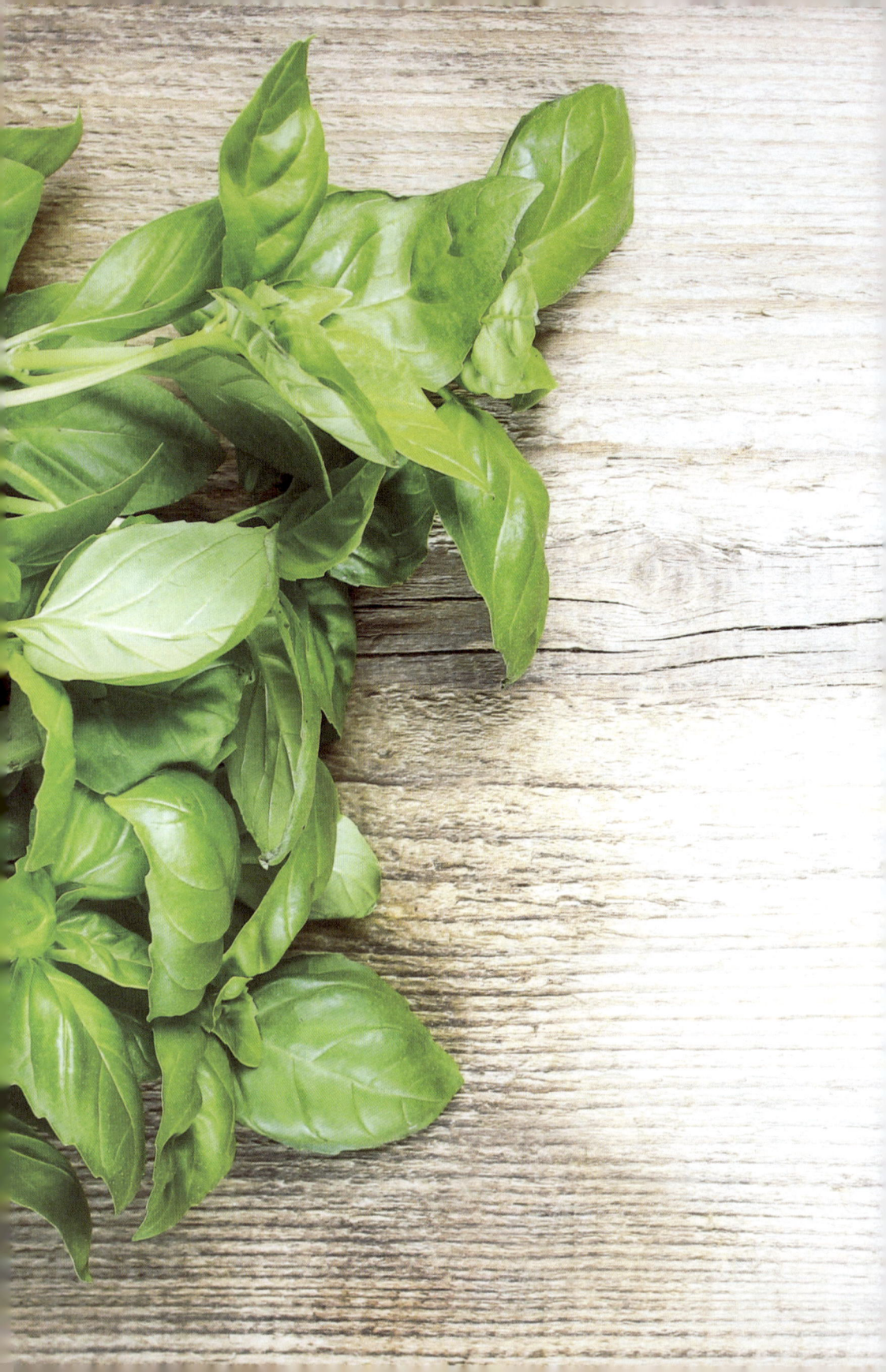

Almuerzos

El almuerzo es la comida
del mediodía que repone las energías
gastadas durante la mañana,
y nos prepara para afrontar
el resto del día.

Arroz con pollo
al estilo thai

raciones	Kcal.	dificultad
1	**517**	**baja**

Ingredientes

35 g de arroz integral en crudo

100 g de pechuga de pollo
(sin piel, grasa ni huesos)

1/2 vaso de leche de soja
(o cualquiera vegetal)

1/2 vaso de caldo de pollo desgrasado

2 champiñones

1 cucharadita de harina de avena
(para espesar)

1 cucharada sopera de mantequilla
de cacahuete

Especias orientales

Jengibre

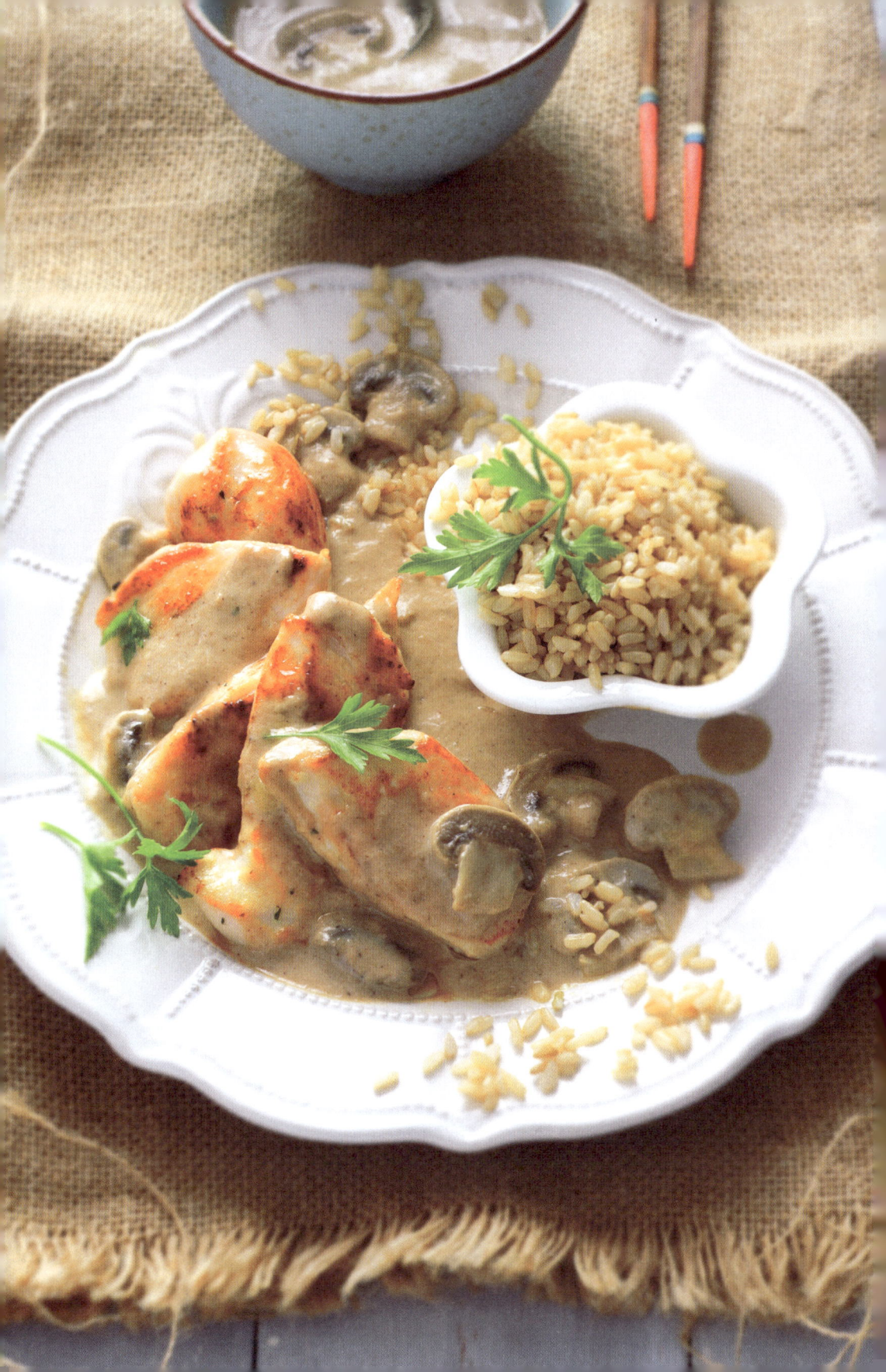

Arroz integral

Es un cereal que aporta gran cantidad de nutrientes y muy pocas grasas. No contiene colesterol y puede ser tomado por celíacos, ya que tampoco contiene gluten.

El arroz integral es un alimento de índice glucémico bajo, que **libera su energía más lentamente que el blanco,** por lo que nos mantiene con sensación de saciedad durante más tiempo, además de evitar subidas bruscas de glucosa en sangre.

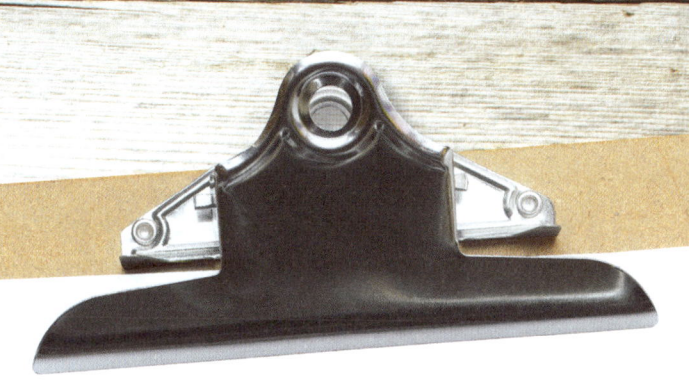

Elaboración

- Corta el pollo en tiras y cocínalo a la plancha. Aparte, hierve el arroz.

- Mientras, calienta en un cazo a fuego medio la leche de soja y el caldo. Agrega la mantequilla de cacahuete, especias y jengibre al gusto, y la cucharadita de harina de avena. Remueve constantemente sin que llegue a hervir.

- Añade los champiñones limpios y laminados y espera un par de minutos, sin dejar de remover.

- Retira la salsa del fuego y sírvela encima del arroz y el pollo.

Pollo en escabeche

raciones	Kcal.	dificultad
2	**334**	**baja**

Ingredientes

6 muslitos de pollo (sin piel ni grasa)

250 ml de vinagre blanco de vino

500 ml de agua

60 ml de vino tinto

1 cebolla grande

3 hojas de laurel

3 dientes de ajo

2 zanahorias

1 cucharadita de pimienta negra en grano

Pimentón dulce

1 cucharada de aceite de oliva

Sal baja en sodio o sal marina

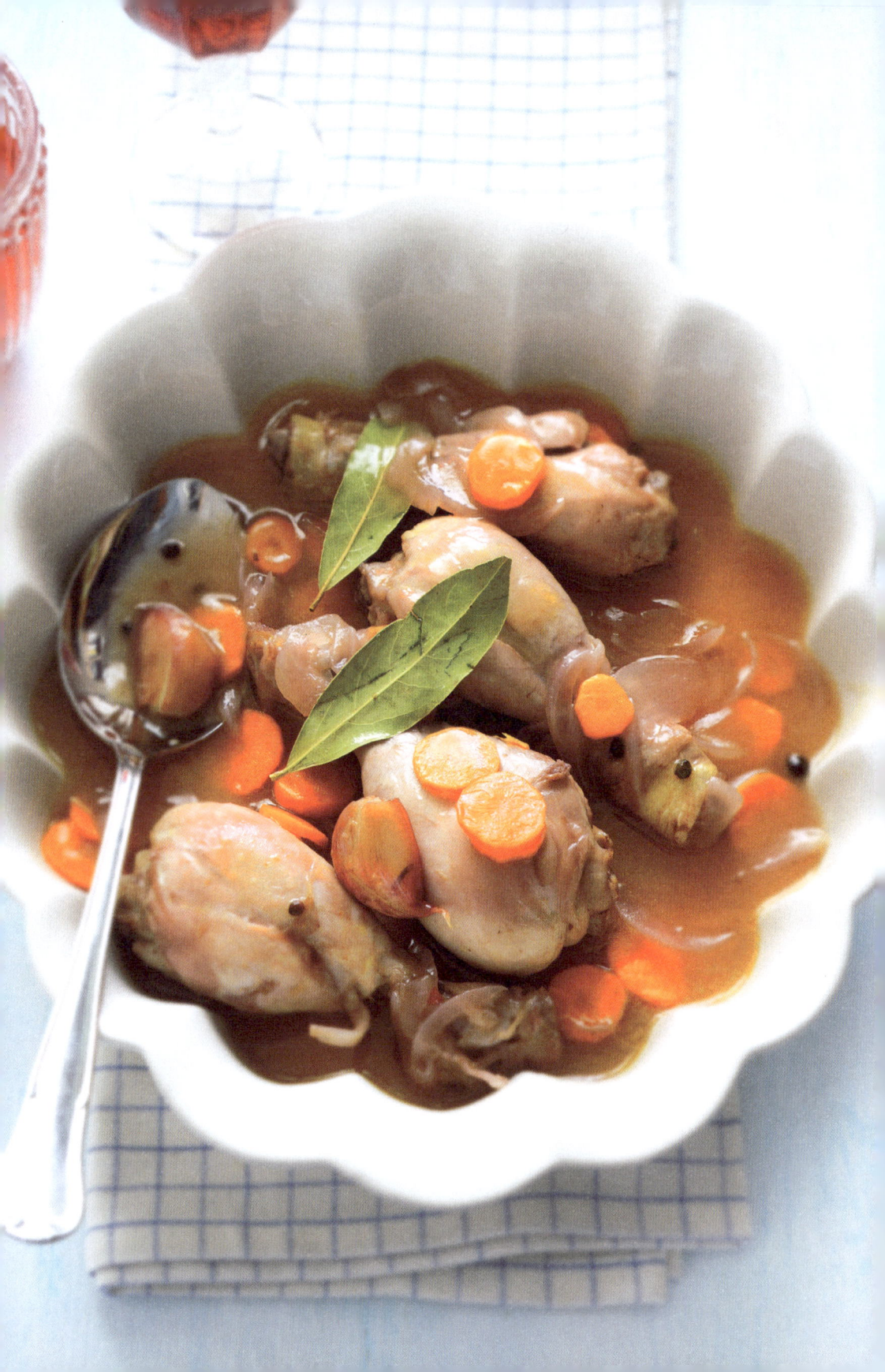

El escabeche

Es una forma de macerar los alimentos con vinagre que aporta un sabor intenso y delicioso. Se pueden hacer escabeches fríos y calientes.

Elaboración

→ Pon 1 cucharada de aceite de oliva en una cazuela. Agrega la cebolla cortada en juliana, las zanahorias partidas en rodajitas, los ajos enteros con un golpe, las hojas de laurel y los granos de pimienta.

→ Rehoga un poco y añade el vino. Pasados un par de minutos, incorpora el pollo y el pimentón. Remueve y agrega el vinagre, el agua y la sal.

→ Ponlo a fuego fuerte y cuando empiece a hervir, bájalo. Guisa durante 45 min más o menos o hasta que el pollo esté muy tierno.

→ Una vez transcurrido el tiempo, déjalo reposar unas 2 h como mínimo antes de comer.

Consejo

Deja reposar el escabeche unas 10 h antes de comerlo. Si dejas pasar más tiempo mejor, porque más acentuados estarán los aromas y los sabores.

Quiche con base
de fajita integral

raciones	Kcal.	dificultad
2	**263**	**media**

Ingredientes

1 tortilla de trigo integral

3 claras (o 1 huevo y 2 claras)

100 g de requesón 0% MG
(cottage, queso fresco o quesillo triturado)

1 pechuga de pavo o de pollo

1 cucharada de postre de cebolla en polvo

1 cucharada de postre de ajo en polvo

1 cucharada de postre de orégano

1/2 pimiento rojo • 1/4 de cebolla

1/4 de calabacín • Pimienta negra

Queso rallado (opcional)

1/2 cucharadita de aceite de oliva

Sal baja en sodio

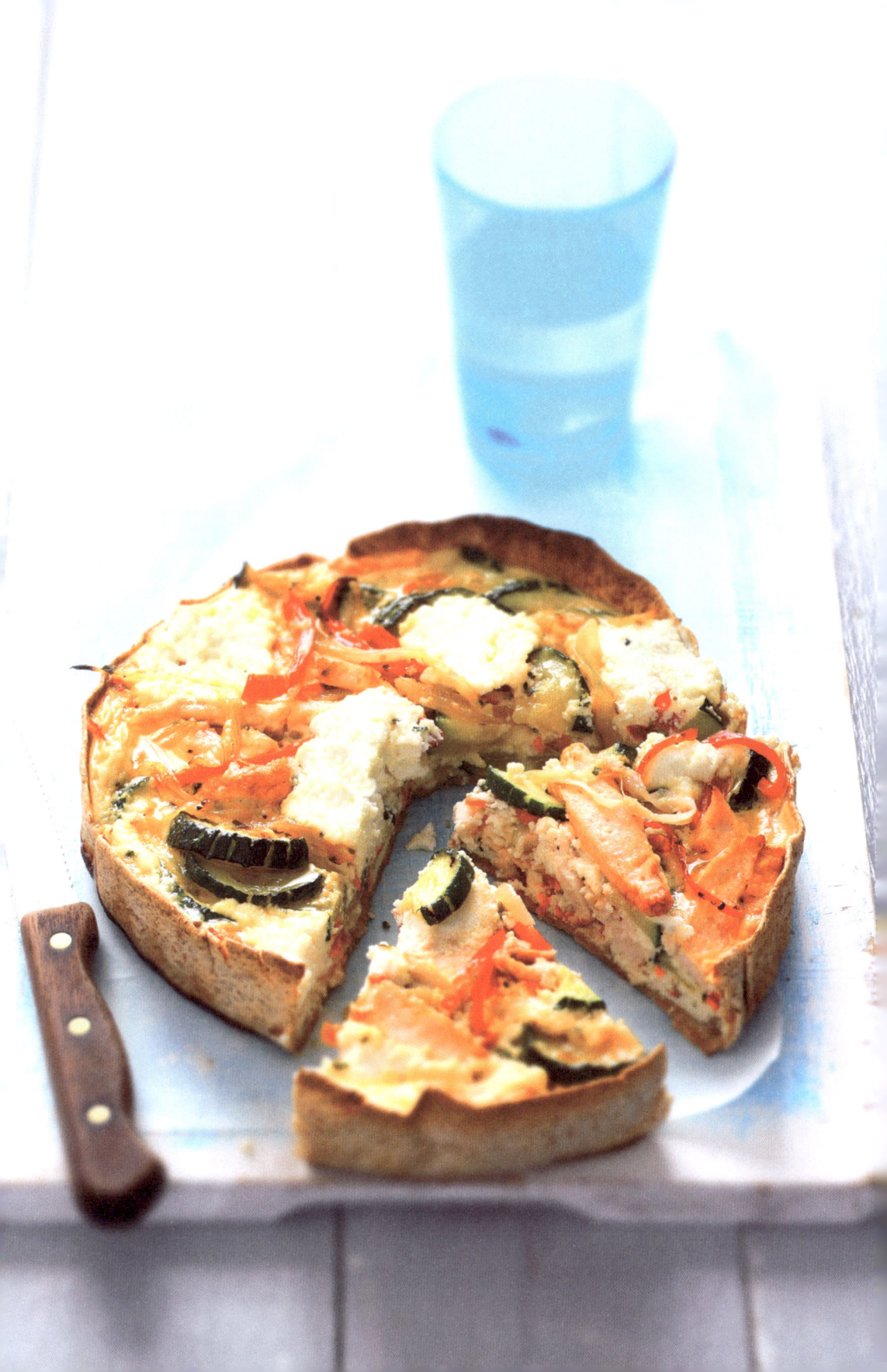

Las tortillas de trigo

También llamadas fajitas. Nos ofrecen un sinfín de posibilidades para cocinar *fast good food*.

Debes buscar unas que estén hechas realmente de trigo integral, y con los menos aditivos posibles. **Una ración de tortilla de trigo es una buena opción para comer carbohidratos a mediodía.** Es muy versátil, ya que se puede tomar rellena o darle forma con un toque en el horno.

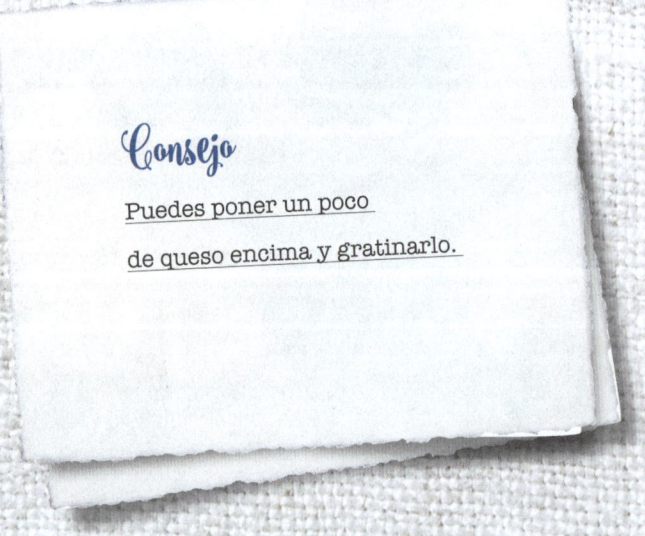

Consejo

Puedes poner un poco de queso encima y gratinarlo.

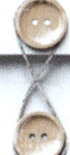

Elaboración

→ Saltea en el aceite las verduras troceadas con la pechuga de pollo partida en trozos pequeños y las especias. Remueve para que no se pegue.

→ Coloca la tortilla dentro de un molde (pon encima algo de peso para que no se infle) y hornéala durante 6 min. Cuando haya cogido forma, retírala y resérvala.

→ Mezcla en un bol las claras de huevo y el requesón.

→ Una vez salteadas las verduras y el pollo, añádelo a las claras y remueve. Pon todo esto encima de la tortilla y vuelve a hornear a 160 ºC durante unos 10 o 15 min o hasta que las claras estén cuajadas.

Pollo satay
en salsa de cacahuetes

raciones	Kcal.	dificultad
2	**456**	**baja**

Ingredientes

2 pechugas de pollo

2 cucharadas soperas de mantequilla de cacahuete

2 cucharadas soperas de cebolla picada

1 cucharada sopera de miel

1 diente de ajo picado

1 vasito de leche de coco (o agua)

Páprika (guindilla picada)

Salsa de soja

Zumo de limón

Endulzante

1 cucharada de postre de aceite de almendra o de oliva

Sal marina o baja en sodio

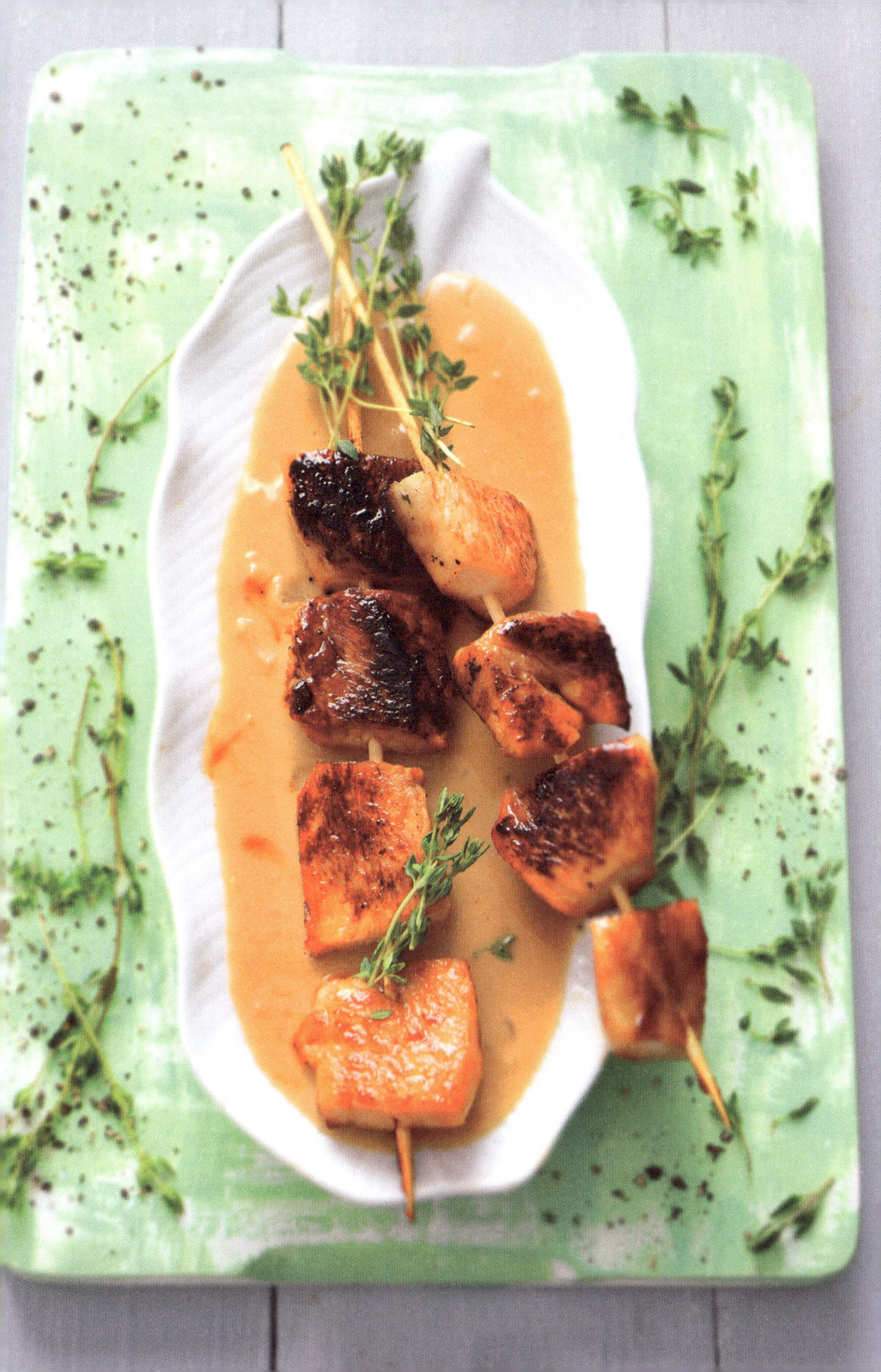

La mantequilla de cacahuete

Es una de las grasas saludables más deliciosas que existen, y una de las favoritas de los deportistas por su **alto contenido en proteína.**

Si no es casera y la compras, asegúrate de que en los ingredientes ponga solo **«cacahuetes tostados»,** y si no lleva sal, mucho mejor. Se consigue en herbolarios, supermercados ecológicos y tiendas especializadas.

Consejo

Acompaña el pollo con arroz basmati integral. Combina a la perfección. Quizás te suene este plato porque suele ser un habitual en los restaurantes de comida india. Esta versión es más sana, muchísimo más baja en calorías y, además, no tiene nada que envidiarle en cuanto al sabor.

Elaboración

→ Trocea el pollo y marínalo en salsa de soja y un poquito de páprika durante 2 o 3 min.

→ Rehoga la cebolla y el ajo en el aceite de almendra (puedes añadir un poco de agua para que no se pegue). Agrega la mantequilla de cacahuete y el vaso de leche de coco. Remueve hasta que se derrita la mantequilla de cacahuete.

→ Añade la miel, un chorrito de zumo de limón y 1 cucharada sopera de salsa de soja. Sigue cocinando a fuego lento y no pares de remover para que espese (si quieres puedes incorporar ahora un poco de páprika picante). Rectifica de sal y de endulzante.

→ Saca los trozos de pollo del marinado y haz unas brochetas con ellos. Cocina a la plancha por todos los lados. Cuando estén listos, añade la salsa a la sartén y deja cocer 1 min más para que la carne se impregne bien (agrega unas cucharadas de agua si fuera necesario).

Pasta a la boloñesa

raciones	Kcal.	dificultad
1	343	baja

Ingredientes

40 g de pasta integral

60 g de carne magra picada (sin piel ni grasa)

100 ml de tomate triturado

50 ml de caldo de pollo sin grasa

1 zanahoria picada

1/2 cebolla picada

2 sobrecitos de stevia u otro endulzante

1 cucharada de orégano

1 cucharadita de aceite de oliva

Sal marina y pimienta

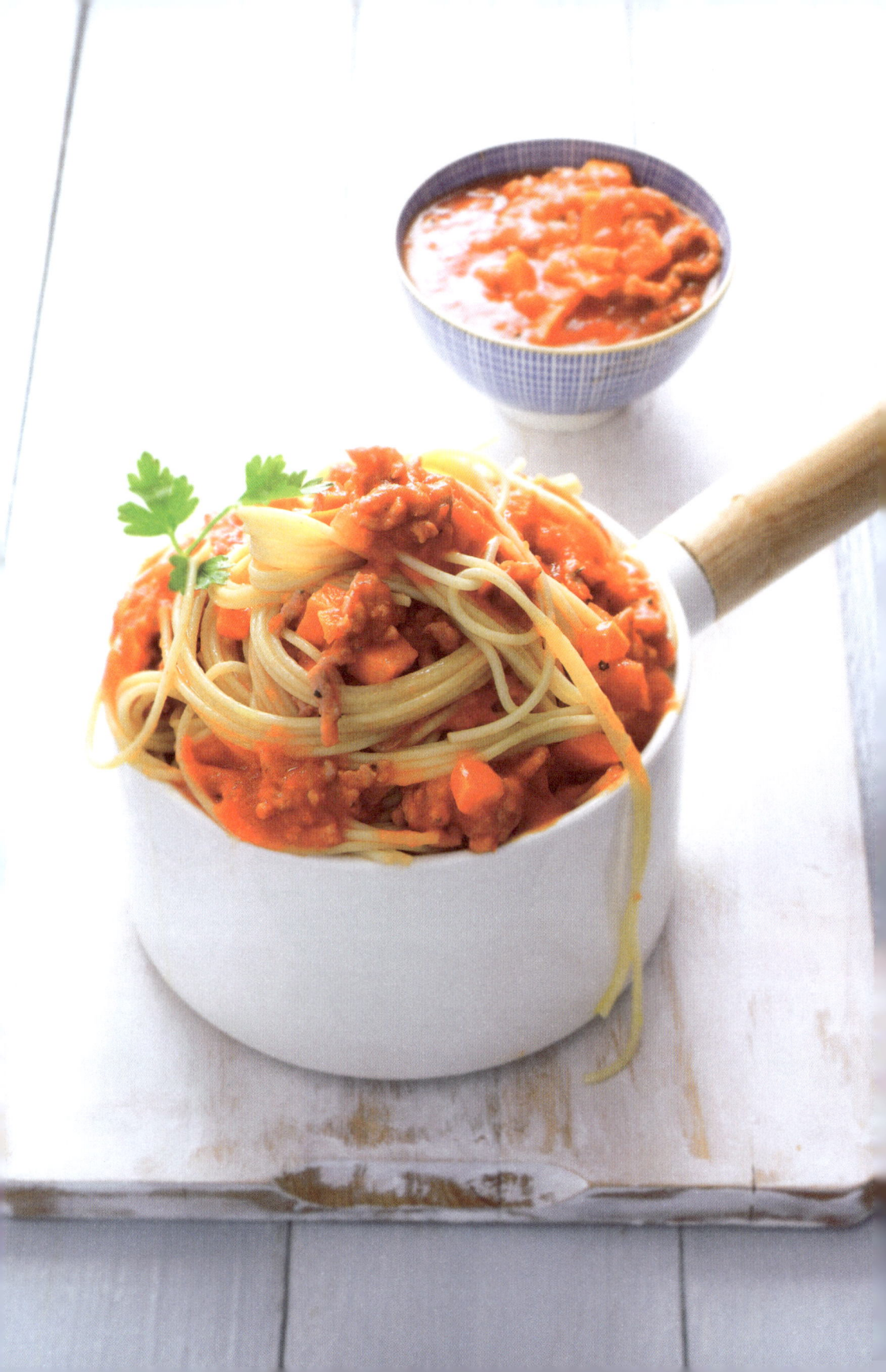

No renuncies a la pasta

Cuando vayas a comprar pasta, fíjate que en la etiqueta ponga **«harina integral 100%»,** así tendrá todos los nutrientes. Buenas opciones son las de espelta, la de Kamut o la de trigo integral.

Recuerda que **una porción media de pasta debe estar entre los 30 a los 50 g en crudo.** Si la acompañas de vegetales y de una fuente de proteína, tendrás un plato muy sano y completo.

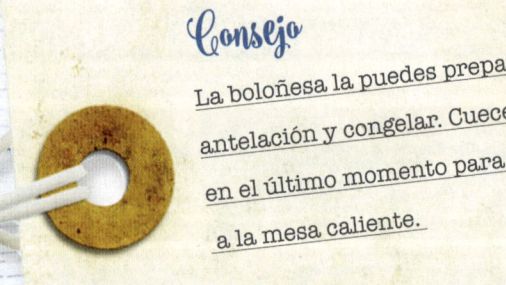

Consejo

La boloñesa la puedes preparar con antelación y congelar. Cuece la pasta en el último momento para llevarla a la mesa caliente.

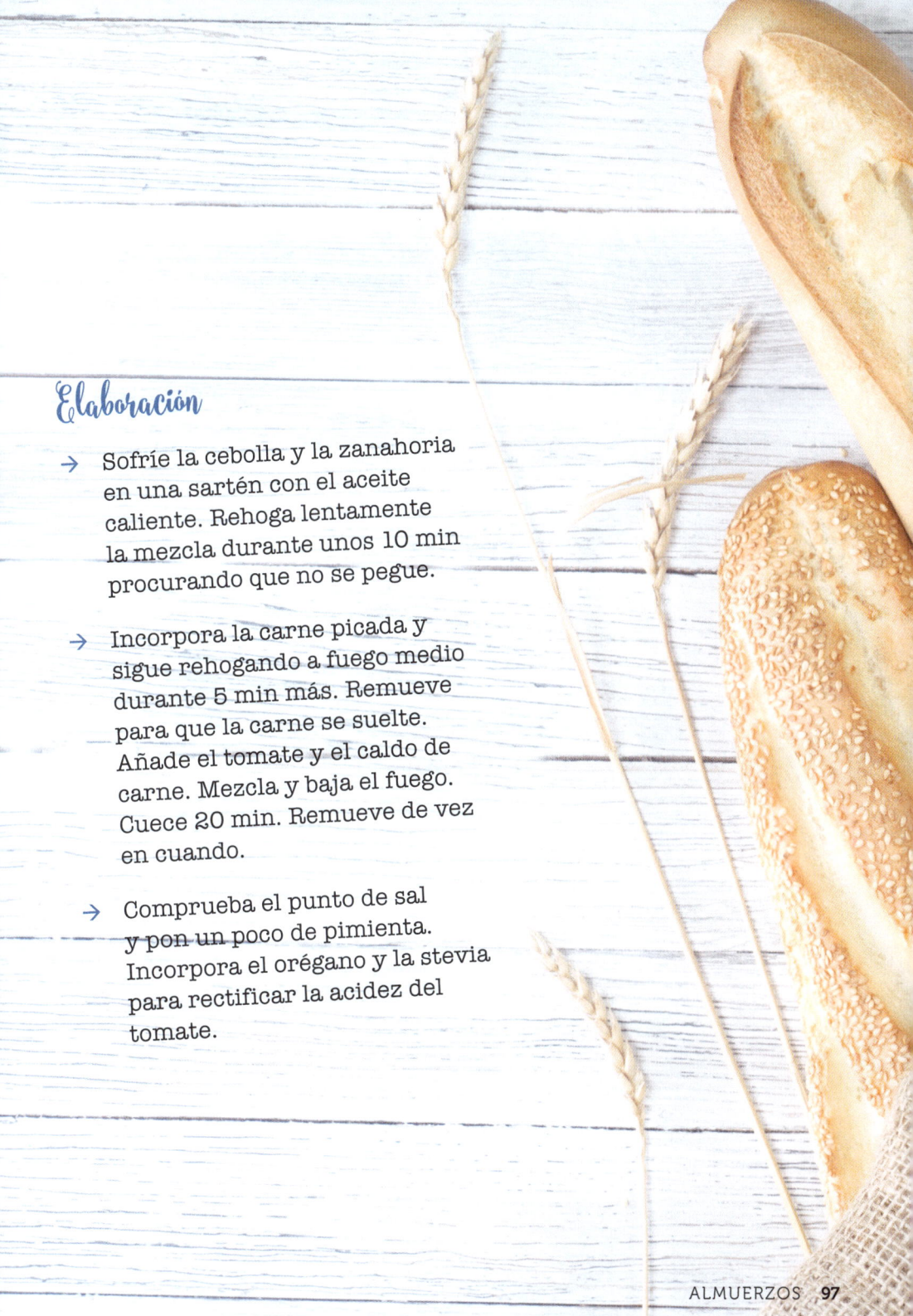

Elaboración

- → Sofríe la cebolla y la zanahoria en una sartén con el aceite caliente. Rehoga lentamente la mezcla durante unos 10 min procurando que no se pegue.

- → Incorpora la carne picada y sigue rehogando a fuego medio durante 5 min más. Remueve para que la carne se suelte. Añade el tomate y el caldo de carne. Mezcla y baja el fuego. Cuece 20 min. Remueve de vez en cuando.

- → Comprueba el punto de sal y pon un poco de pimienta. Incorpora el orégano y la stevia para rectificar la acidez del tomate.

Cupcakes mexicanos

raciones	Kcal.	dificultad
1	378	baja

Ingredientes

1 tortilla de trigo integral

80 g de carne roja magra

1/2 pimiento rojo

1 chile verde fresco (pimiento jalapeño)

Un poquito de cilantro fresco • 1 lima

1/2 cebolla • 1/2 tomate

2 pepinillos agridulces

Especias
(comino en polvo, orégano, páprika...)

Queso (opcional)

2 cucharadas soperas de guacamole

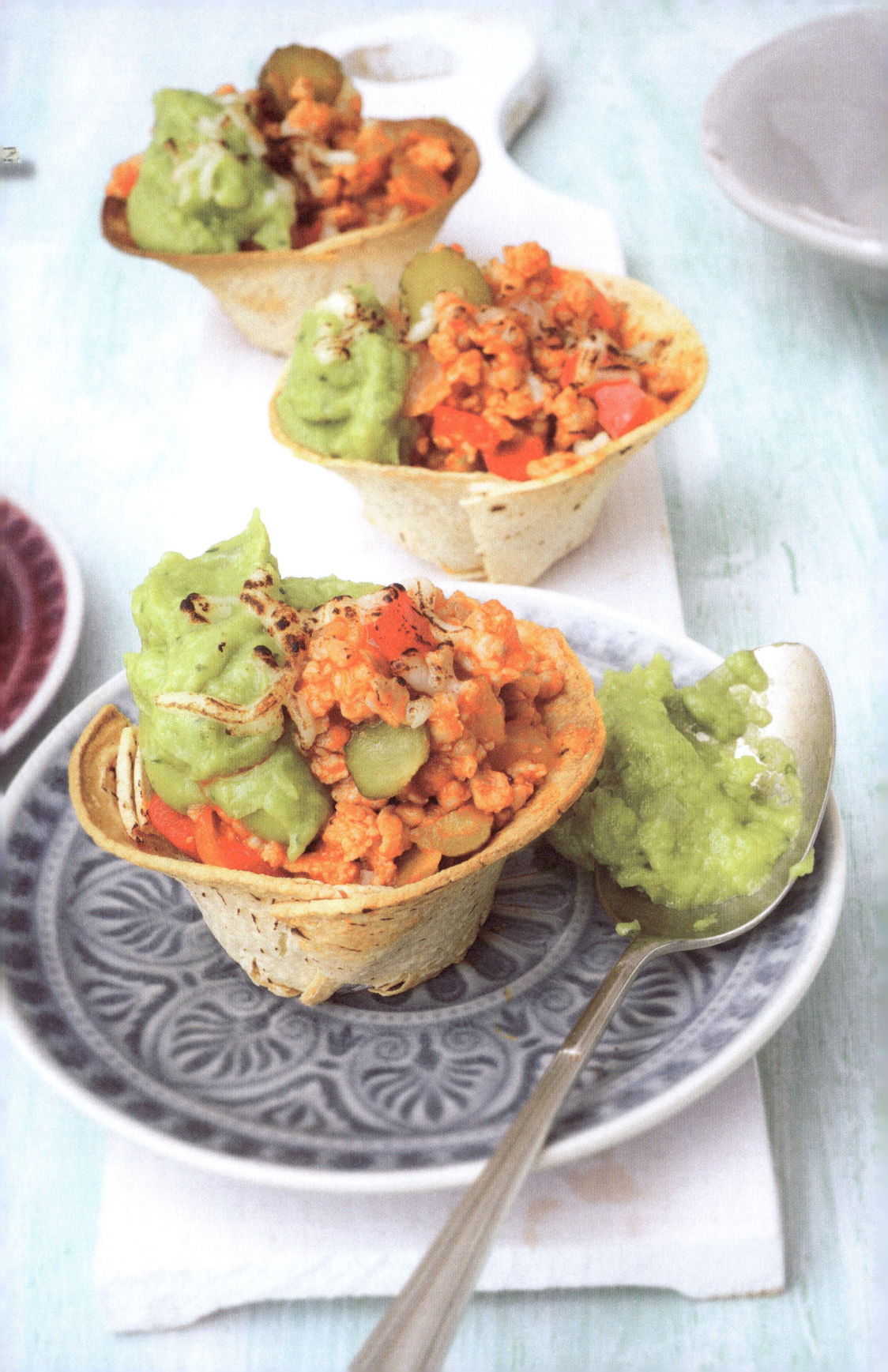

La comida mexicana

El aguacate, ingrediente principal del guacamole, posee **propiedades antioxidantes,** así como ácidos grasos esenciales, proteínas de alta calidad y vitaminas A, B1, B2, B3, D y E.

El pico de gallo es una salsa o ensalada mexicana. Hay muchas variedades pero todas incluyen tres ingredientes principales: el cilantro, con propiedades antidiabéticas y antiinflamatorias (además, reduce los niveles de colesterol en la sangre); el chile (con un alto contenido en vitaminas A y C, hierro, potasio, tiamina, riboflavina, niacina y magnesio) y el tomate, gran antioxidante y protector de las células de la sangre.

Consejo

Para acompañar, puedes hacer unos nachos con los bordes de la tortilla. Es tan fácil como cortar los bordes en triángulos con la ayuda de unas tijeras y hornear unos minutos.

Elaboración

- Corta la tortilla en cuatro círculos y ponlos en moldes para cupcakes. Hornéalos durante 5-7 min a 180 °C. Retira y reserva.

- Tritura la carne junto con 1/4 de cebolla. Sofríela y añade especias al gusto.

- Corta el tomate, la cebolla, el pimiento rojo, el cilantro y un trocito de chile verde. Hay que picar muy bien las verduras para hacer la salsa de pico de gallo. Una vez picadas finamente y mezcladas, aderezamos con un buen chorro de lima y sal.

- Rellena los cupcakes con la carne, el pico de gallo, un poco de guacamole y, si quieres, un poquito de queso. Hornéalos un par de minutos para que se gratinen.

Arroz con pollo al curry

raciones	Kcal.	dificultad
1	**459**	**media**

Ingredientes

100 g de pechuga de pollo limpia

40 g de arroz integral en crudo

Para la salsa

30 g de queso crema bajo en grasas (también se puede usar queso fresco, ricotta o batido 0% MG)

1 taza (250 ml) de caldo de pollo (bajo en grasa)

1/2 taza (125 ml) de leche de coco (o vegetal)

1 cucharada sopera rasa de curry en polvo

1 cucharada sopera de miel

1/2 cucharadita de comino molido

1 cucharada sopera de almendra molida o de harina (garbanzo, avena…)

Sal marina o baja en sodio y pimienta negra

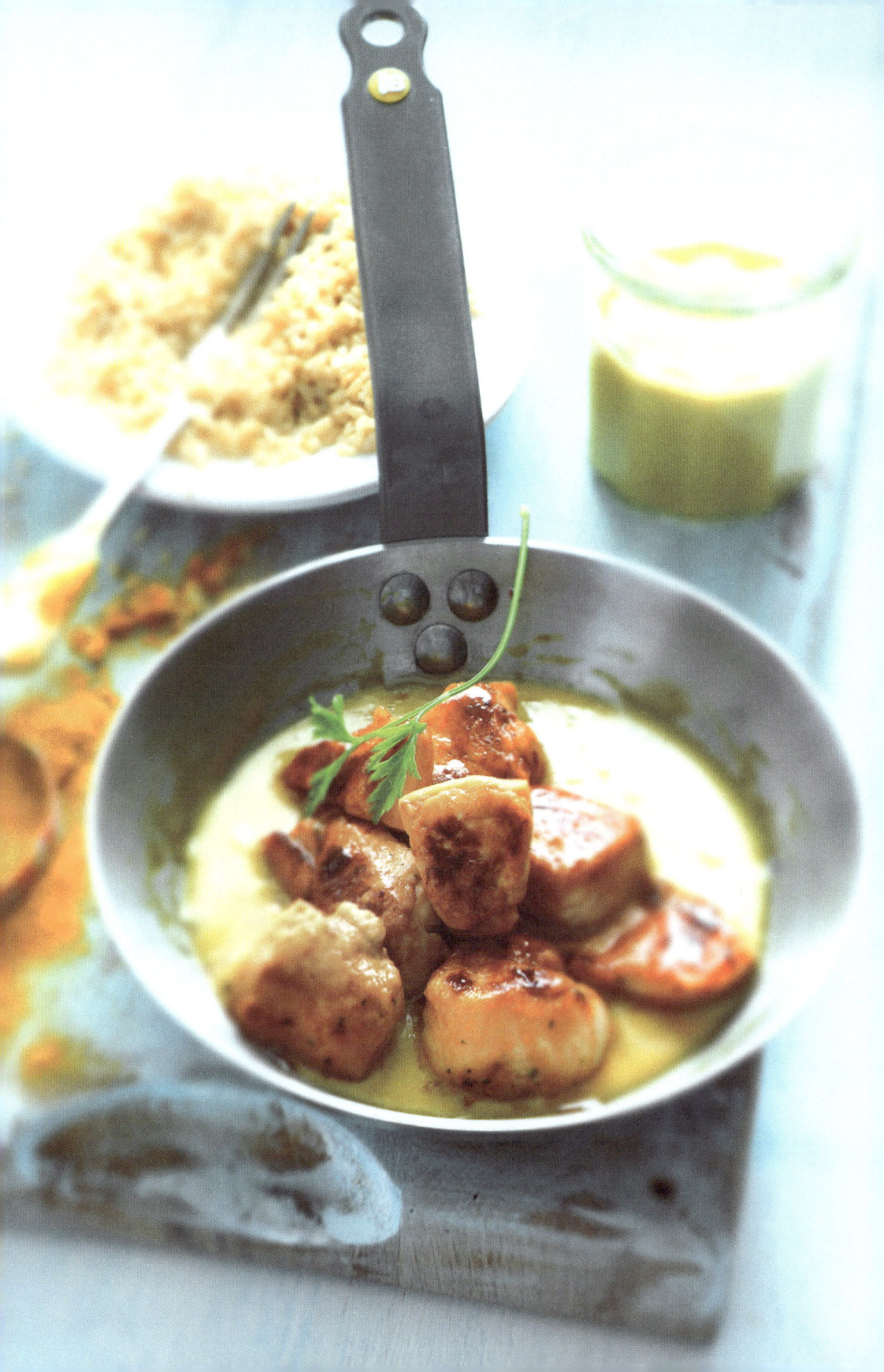

Propiedades del curry

El curry no es una especia, sino una mezcla de varias. **Existen tres variedades:** curry amarillo, curry verde y curry rojo. El más habitual es el amarillo, que debe su color a su elevado porcentaje en cúrcuma, que contiene propiedades antioxidantes, antibacterianas e incluso propiedades beneficiosas contra la diabetes. El jengibre es otro de los ingredientes del curry.

También es común que incorpore ajo en su fórmula, actuando como **antibiótico natural** y ayudando a prevenir la hipertensión. Activa la circulación y mejora los niveles de colesterol.

Cuando sientas que vas a rendirte, piensa en el motivo por el que empezaste.

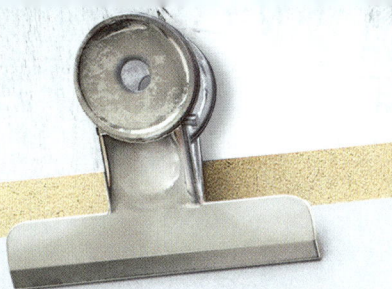

Elaboración

→ Cuece el caldo de pollo y la leche de coco. Agrega el resto de los ingredientes de la salsa de uno en uno y remueve hasta que lo lleves a ebullición suave. Baja luego el fuego y sigue removiendo durante unos 2 min.

→ Añade el queso.

→ Corta el pollo y sofríelo en una sartén con 1/3 de la salsa para que tome color dorado.

→ Añade la salsa donde se ha cocinado el pollo al resto de la salsa, así esta tendrá más sabor.

→ Mientras, cuece el arroz integral y sírvelo junto al pollo.

Consejo

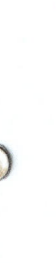

Si usas queso crema se integrará perfectamente cuando lo remuevas, pero si usas queso ricotta o queso fresco, es mejor que lo pases por la batidora para dejar una salsa suave, sin grumos.

Ensalada de gambas

y aguacate con salsa de mango y mostaza

raciones	Kcal.	dificultad
1	**325**	**baja**

Ingredientes

50 g de rúcula

1/4 de aguacate

4-5 tomatitos

100-120 g de gambas cocidas

1 cucharada de semillas de girasol
y de calabaza mezcladas

1 cucharada de postre de mostaza antigua

20 g de mango

Un chorrito de agua

Un poquito de edulcorante (opcional)

Ajo en polvo

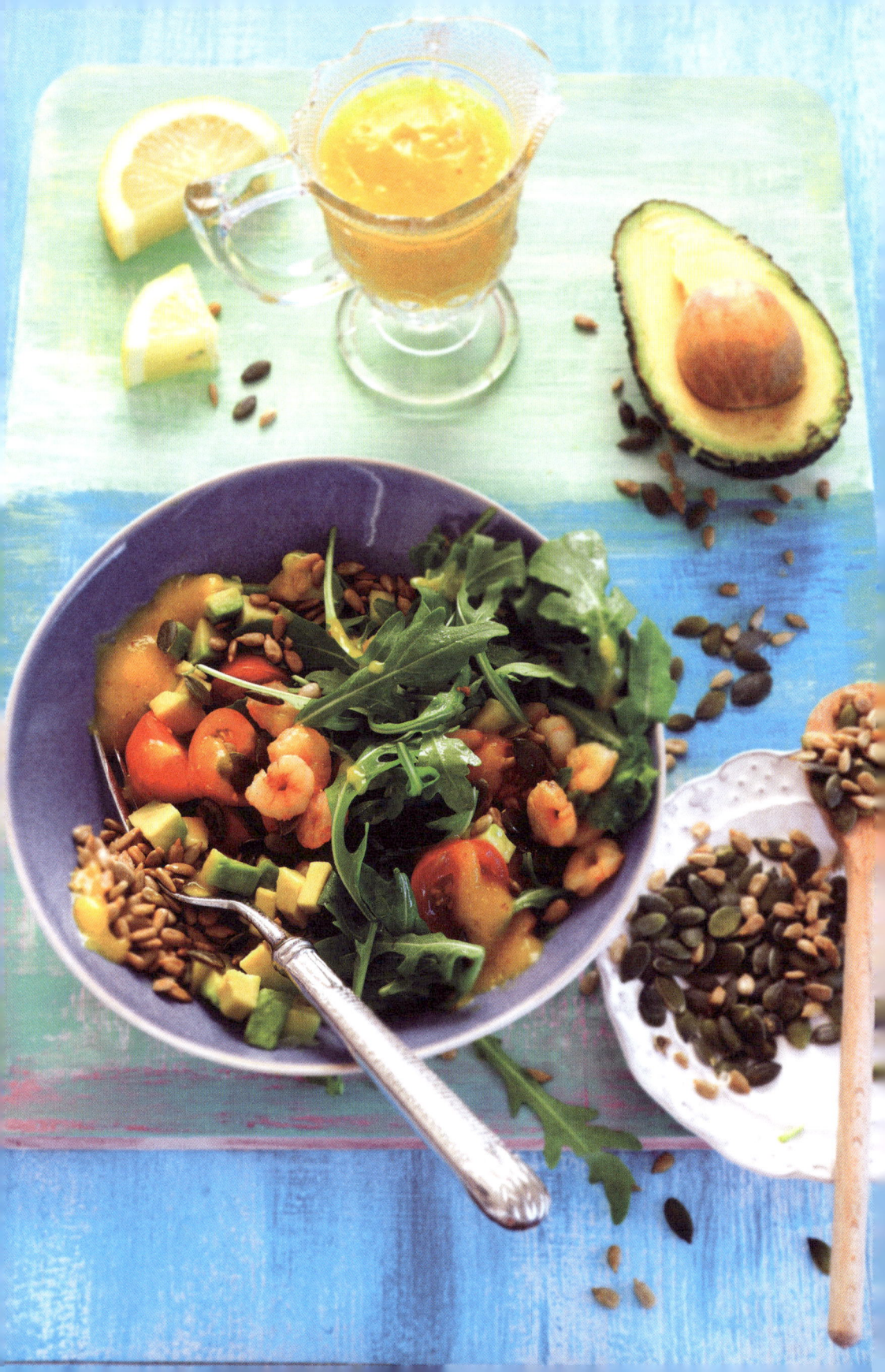

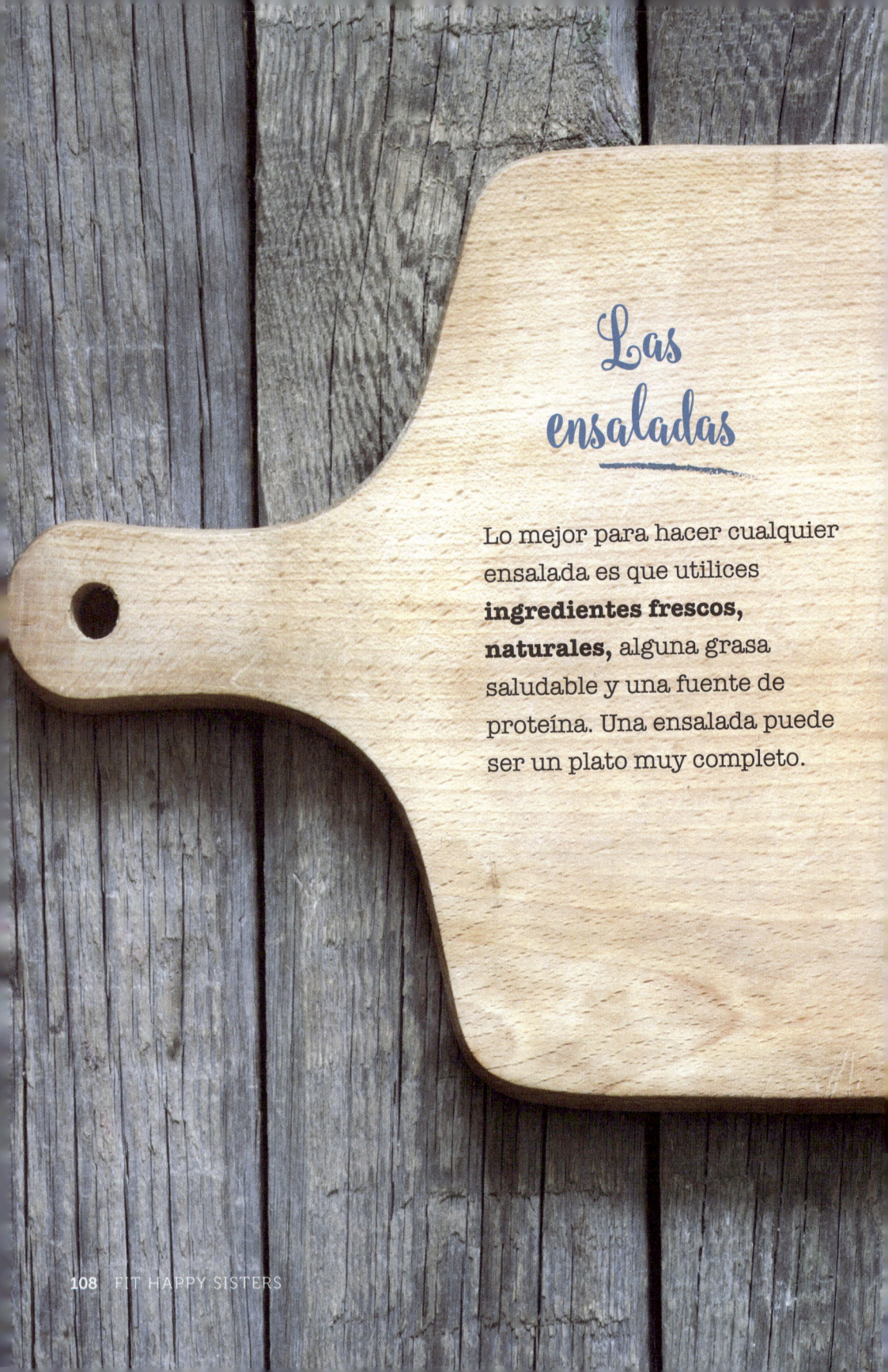

Las ensaladas

Lo mejor para hacer cualquier ensalada es que utilices **ingredientes frescos, naturales,** alguna grasa saludable y una fuente de proteína. Una ensalada puede ser un plato muy completo.

Elaboración

- Haz las gambas a la plancha con un poquito de ajo en polvo.

- Pon en una fuente la rúcula lavada y agrega los tomatitos y el aguacate cortados en dados pequeños.

- Cuando las gambas estén hechas, añádelas a la ensalada e incorpora las semillas.

- Aparte, prepara la salsa. Para ello, parte el mango en trocitos, agrega la mostaza y un poquito de agua. Tritura hasta que obtengas una salsa espesa y añádela sobre la ensalada.

Consejo

Si el mango está muy maduro, la salsa tendrá un ligero toque dulzón. Si es más verde, puedes agregar unas gotitas de edulcorante para conseguir ese punto dulce.

Hummus

raciones
2

Kcal.
281

dificultad
media

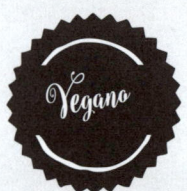

Ingredientes

2 tazas (250 g) de garbanzos cocidos

4 cucharadas de zumo de limón

2 cucharadas de tahín tostado (pasta de sésamo)

1/2 cucharadita de pimentón dulce (pimienta de cayena)

1/2 cucharadita de comino molido

2 dientes de ajo

Pimentón dulce

Aceite de oliva

1/2 cucharadita de sal marina

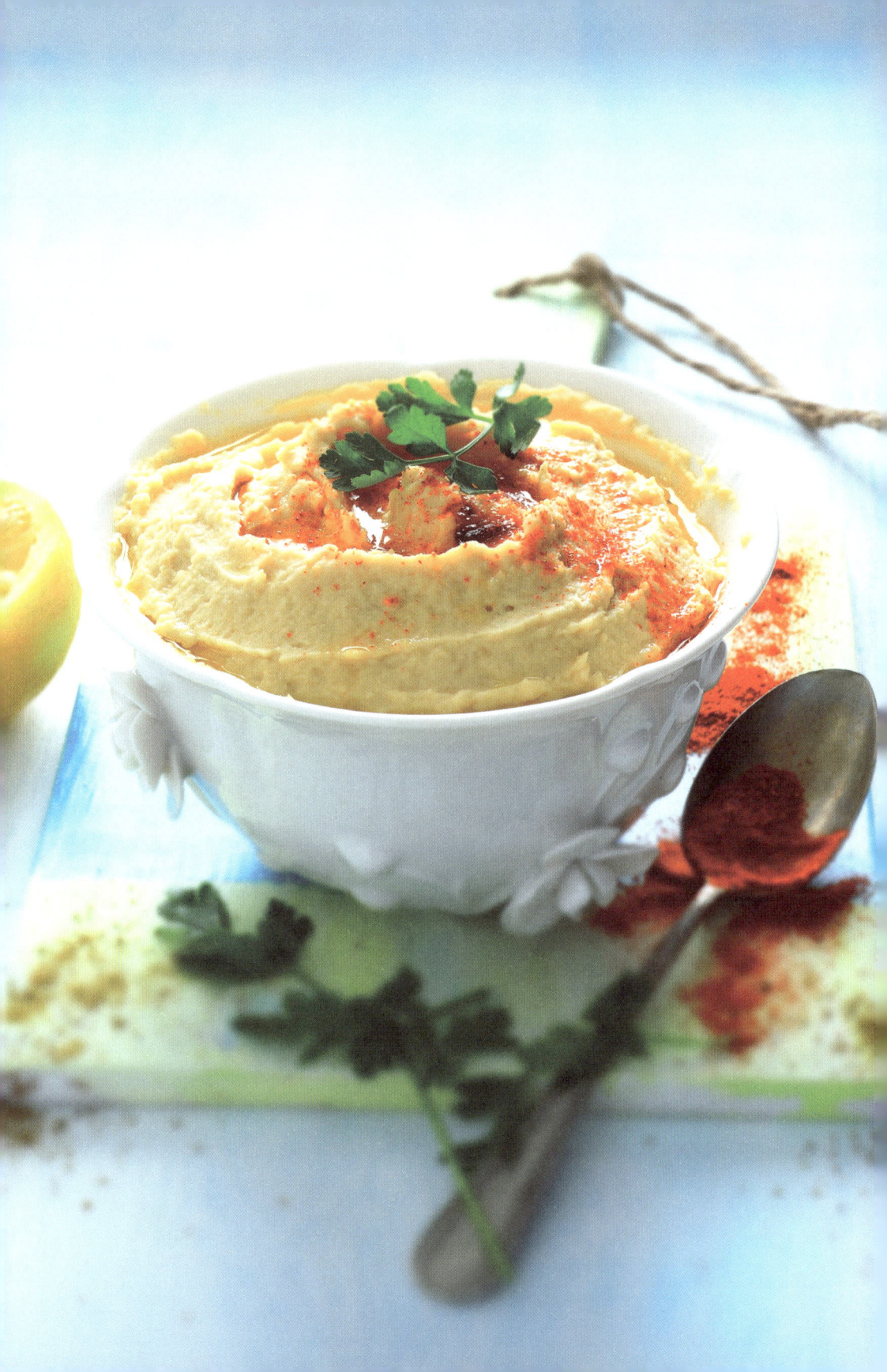

Pasta de garbanzos

Es un plato muy popular a lo largo y ancho de todo Oriente Medio, incluidos Israel, Líbano, Palestina, Turquía, Grecia, Siria, Armenia y Chipre.

El garbanzo es **rico en proteínas, en almidón y en lípidos, sobre todo de ácido oleico y linoleico,** que son insaturados y carentes de colesterol.

Aunque es rico en proteínas, estas no incluyen todos los aminoácidos esenciales. Para remediar esta carencia es aconsejable completar las recetas de legumbres añadiendo a los platos algún cereal como pastas, arroz o pan.

Elaboración

→ Pasa todos los ingredientes en el procesador de alimentos hasta que obtengas una crema.

→ Decora con pimentón dulce y un chorro de aceite de oliva.

Consejo

El hummus los puedes tomar con crudités de verdura, pan wasa, carne... Si lo mezclas con otros ingredientes puedes crear nuevos sabores. No te pierdas el de pimiento o el de aguacate.

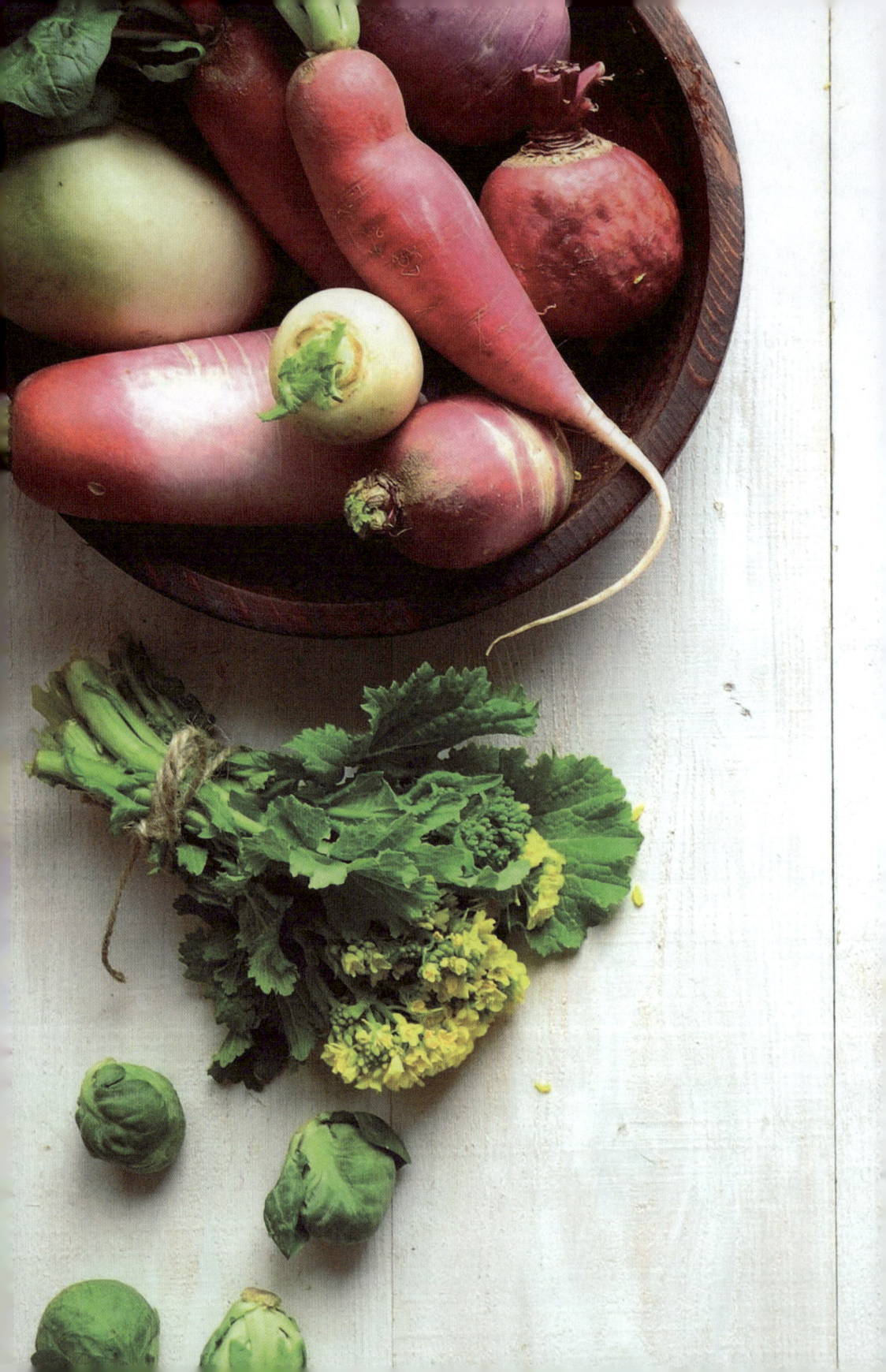

Cenas

La cena debe de ser la comida
más ligera del día,
ya que después de tomarla solemos
tener poca actividad física.
Es un buen momento para reducir
las calorías...
¡sin renunciar al sabor!

Bocaditos de pollo

raciones	Kcal.	dificultad
2	**137**	**baja**

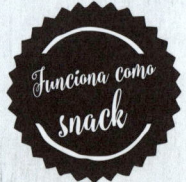
Funciona como *snack*

Ingredientes

120 g de pechuga de pollo

1 cucharada sopera de queso crema 0% MG

1 cucharada sopera de harina de avena

2 claras de huevo

2 nueces

Orégano

Sal baja en sodio y pimienta negra molida

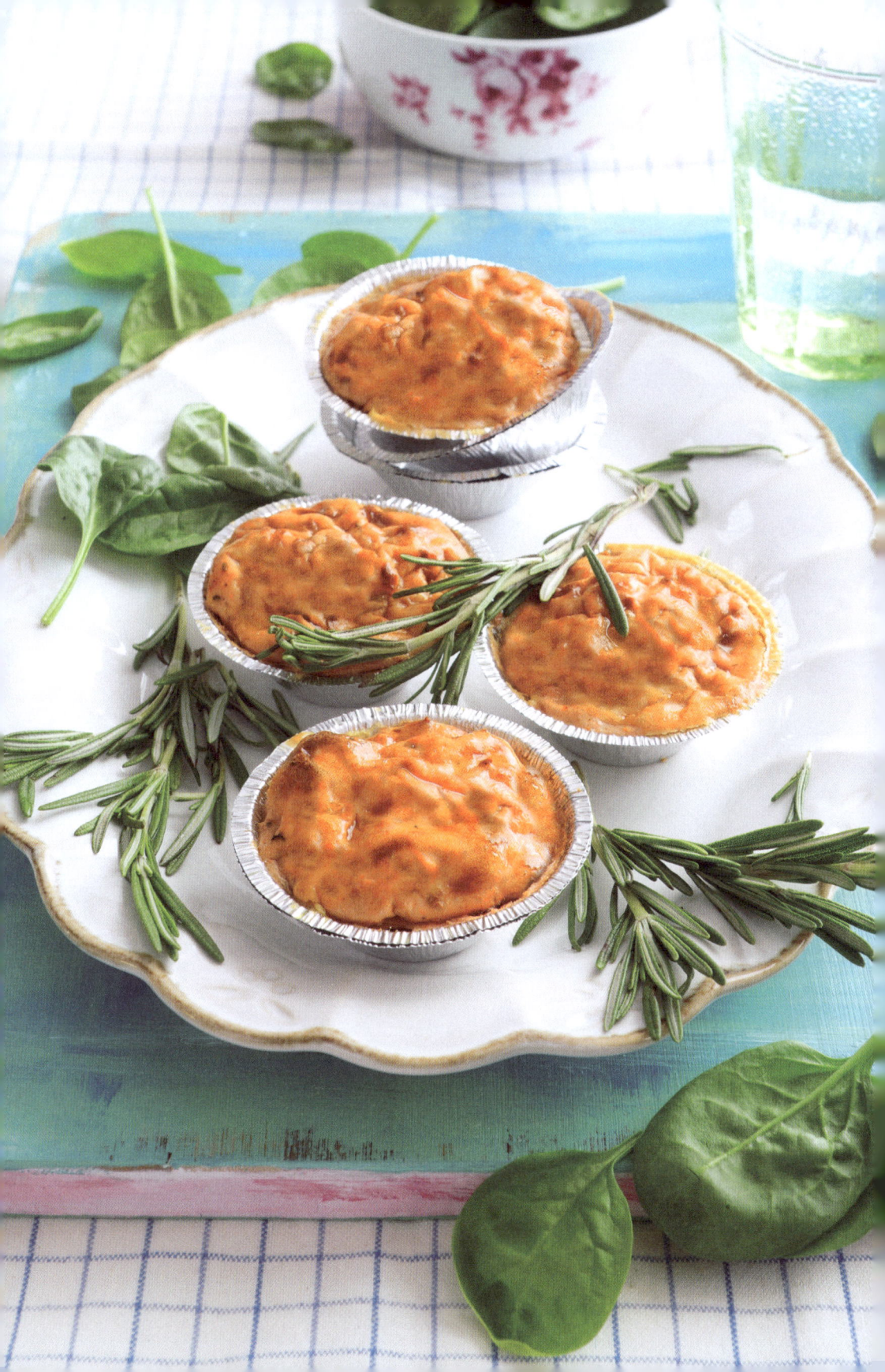

Comer pollo sin aburrirnos...

... porque sabemos que cuando se quiere perder peso el pollo está presente en nuestra dieta día sí y día también. Así que vamos a comerlo, pero de manera diferente.

Puedes cambiar el pollo por 120 gr de atún bien escurrido para obtener unos deliciosos bocaditos de atún.

Elaboración

→ Tritura el pollo y bate el resto de los ingredientes hasta que obtengas una crema espesa. Es mejor que las nueces las añadas en trocitos.

→ Vierte la mezcla en moldes de silicona. Hornea a media altura y con el calor arriba durante unos 15 o 20 min a 190 ºC.

→ Cuando ya estén casi listos, píntalos con clara de huevo para que se doren un poquito.

Consejo

Estos bocaditos los puedes congelar sin perder nada de sabor.

Se pueden comer fríos o calientes, así que son una opción estupenda para la merienda o para llevar al trabajo.

Pizza con base de atún

raciones
1

Kcal.
152

dificultad
media

Ingredientes

2 latas de atún al natural bien escurridas
(180 g)

1 clara grande de huevo
(o 2 pequeñas)

Especias al gusto
(orégano, especias pizza, pimienta...)

Sal baja en sodio

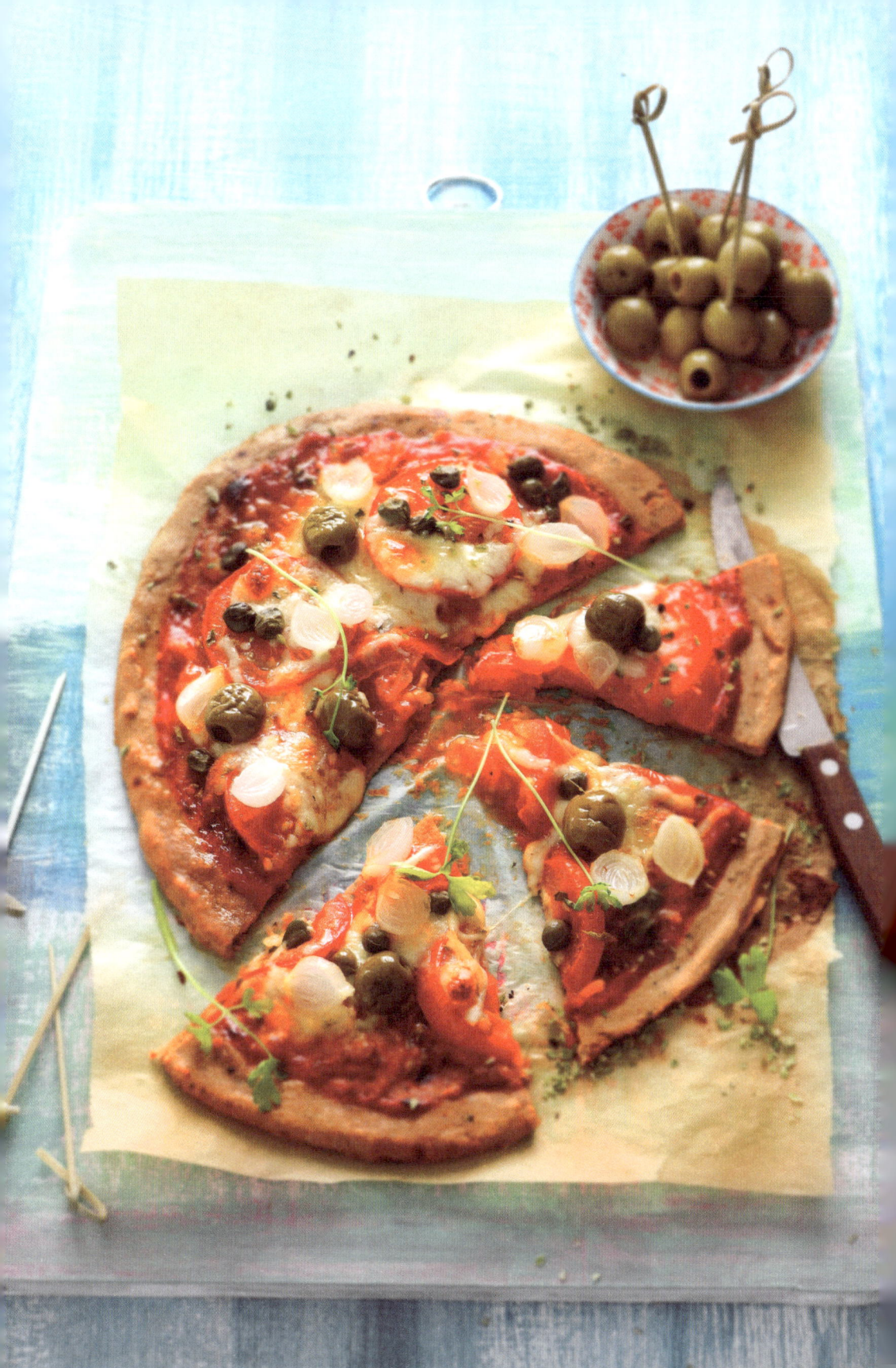

No podía faltar

Plato rico en proteínas y bajo en calorías que se puede acompañar de una ensalada o, aprovechando que el horno está encendido, de unas verduras asadas.

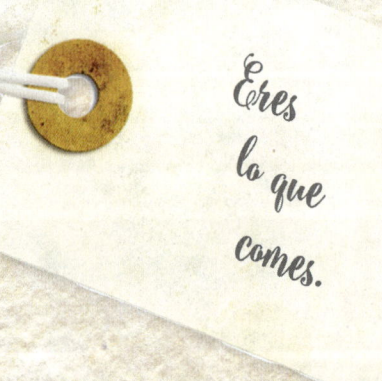

Eres lo que comes.

Elaboración

→ Tritura el atún con la clara de huevo y añade la sal y las especias. Haz una bola con la masa obtenida.

→ Colócala en una bandeja de horno sobre papel sulfurizado y pon encima otro papel. Aplástala con un rodillo o con las manos hasta que dejes una circunferencia uniforme con un grosor de 1 cm, aproximadamente.

→ Retira el papel de arriba y hornéala unos 7 o 10 min. Sácala del horno, dala la vuelta con cuidado y vuelve a hornear otros 7 o 10 min más.

→ Añade los ingredientes que desees, como verduras asadas, salsa de tomate natural, queso bajo en grasa, etc.

Consejo

Si la base te queda blanda, puedes poner encima ingredientes crudos y volver a hornearla.

Si la base está bastante dura, es mejor poner los ingredientes ya cocinados y llevar al horno únicamente unos minutos para gratinar.

Bolitas de merluza

raciones
2

Kcal.
346

dificultad
baja

Ingredientes

350 g de merluza

40 g de almendra molida
(harina de almendra)

50 g de queso crema 0% MG

20 g de pistachos triturados

1 clara de huevo

1 cucharadita de ajo en polvo

1 cucharadita de cúrcuma
(opcional)

1 cucharadita de orégano

Sal marina o baja en sodio

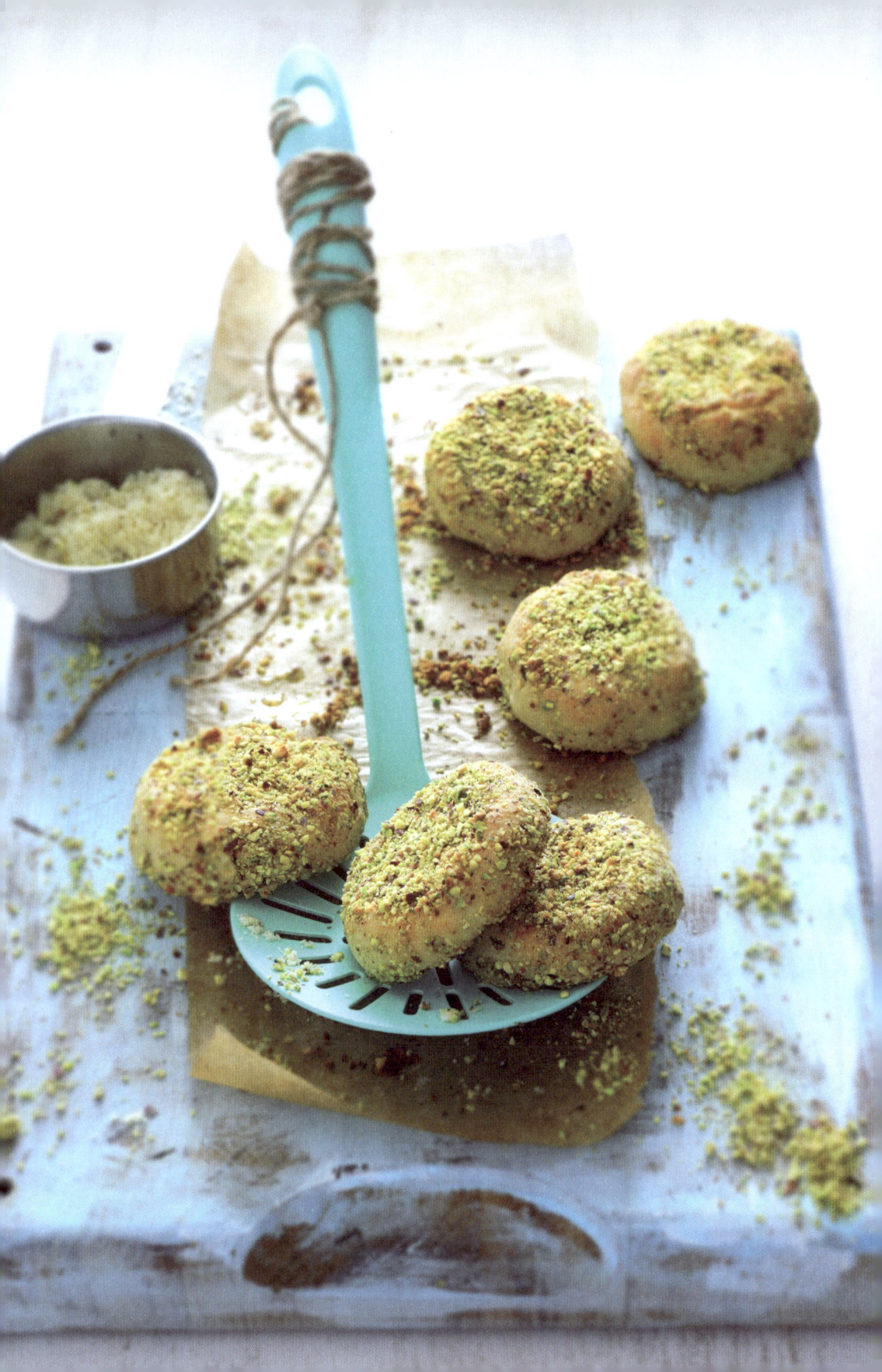

La merluza

Es un pescado blanco bajo en calorías y grasas. Debido a su bajo nivel calórico, es muy recomendado en casos de sobrepeso y obesidad.

Consejo

Esta receta la puedes hacer con cualquier tipo de pescado blanco (bacalao, lenguado...), ya que la mayoría suelen ser también bajos en calorías.

La cúrcuma sirve para dar color a las bolitas. Si no quieres que te salgan tan amarillas, no es necesario que la pongas.

Elaboración

→ Tritura la merluza. Pásala por un colador para que no quede nada de agua.

→ Agrega la clara, el queso crema y 1 cucharada sopera de almendra molida. Forma bolitas con las manos.

→ Junta en un bol pequeño el resto de ingredientes y reboza las bolitas por la mezcla. Hornéalas a 180 ºC unos 15 o 20 min.

Nachos de pollo

raciones
2

Kcal.
232

dificultad
baja

Ingredientes

250 g de pechuga de pollo
(sin piel ni grasa)

20 g de queso rallado bajo en grasa

2 nueces sin la cáscara
(opcional)

Pimentón dulce

Ajo y cebolla en polvo

Especias
(pimienta negra, chile…)

Sal baja en sodio

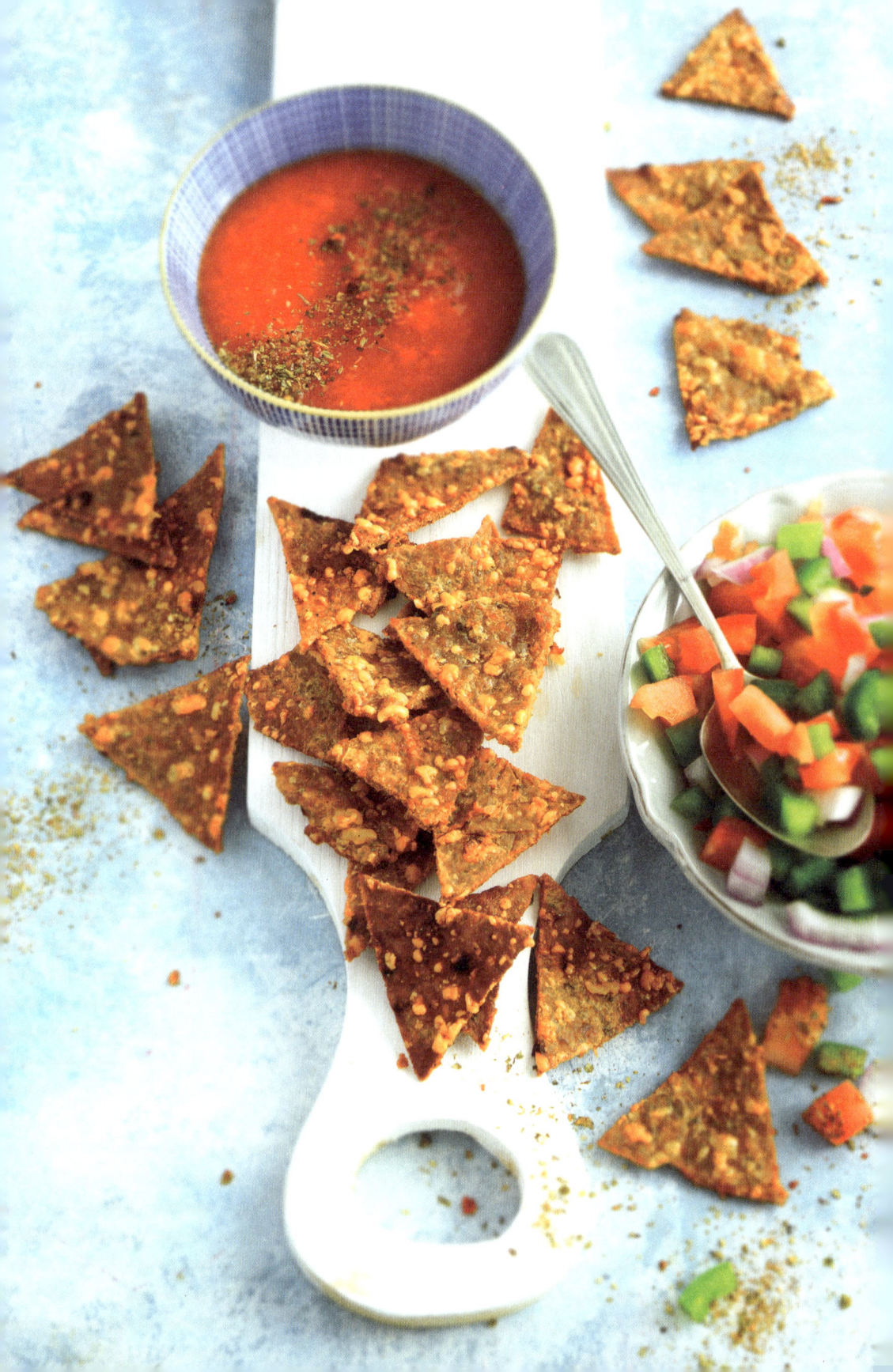

Para comer con las manos

Esta receta es **rica en proteínas y baja en calorías.** Se pude sustituir el pollo por pavo, lomo, etc., y queda igual de deliciosa, y acompañar con una salsa ligera.

Consejo

Esta receta la puedes acompañar con una salsa ligera o puedes preparar una ensalada de pico de gallo.

Elaboración

→ Tritura con la batidora la pechuga de pollo y el queso rallado. Añade si quieres un par de nueces.

→ Sazona con un poco de sal y las especias que más te gusten, el pimentón y el ajo y la cebolla en polvo.

→ Haz una bola con la masa y colócala sobre una bandeja de horno sobre papel sulfurizado. Pon otro trozo de papel encima y aplástala hasta que dejes un rectángulo uniforme lo más fino posible.

→ Retira el papel sulfurizado de arriba y hornéala durante 10 min a 200 ºC. Retírala con cuidado de no quemarte y haz triángulos en la masa con unas tijeras de cocina.

→ Vuelve a hornear los triángulos otros 10-12 min más por cada lado hasta que se doren y empiecen a estar crujientes.

Salmón en papillote
con limón y miel

raciones	Kcal.	dificultad
2	**311**	**baja**

Ingredientes

2 lomos de salmón fresco

1/2 cebolla morada

1 cucharadita de ajo y perejil picado

Cilantro fresco

Tomatitos cherry

Zumo de 1 limón

Miel

Aceite de oliva virgen extra

Sal marina o baja en sodio

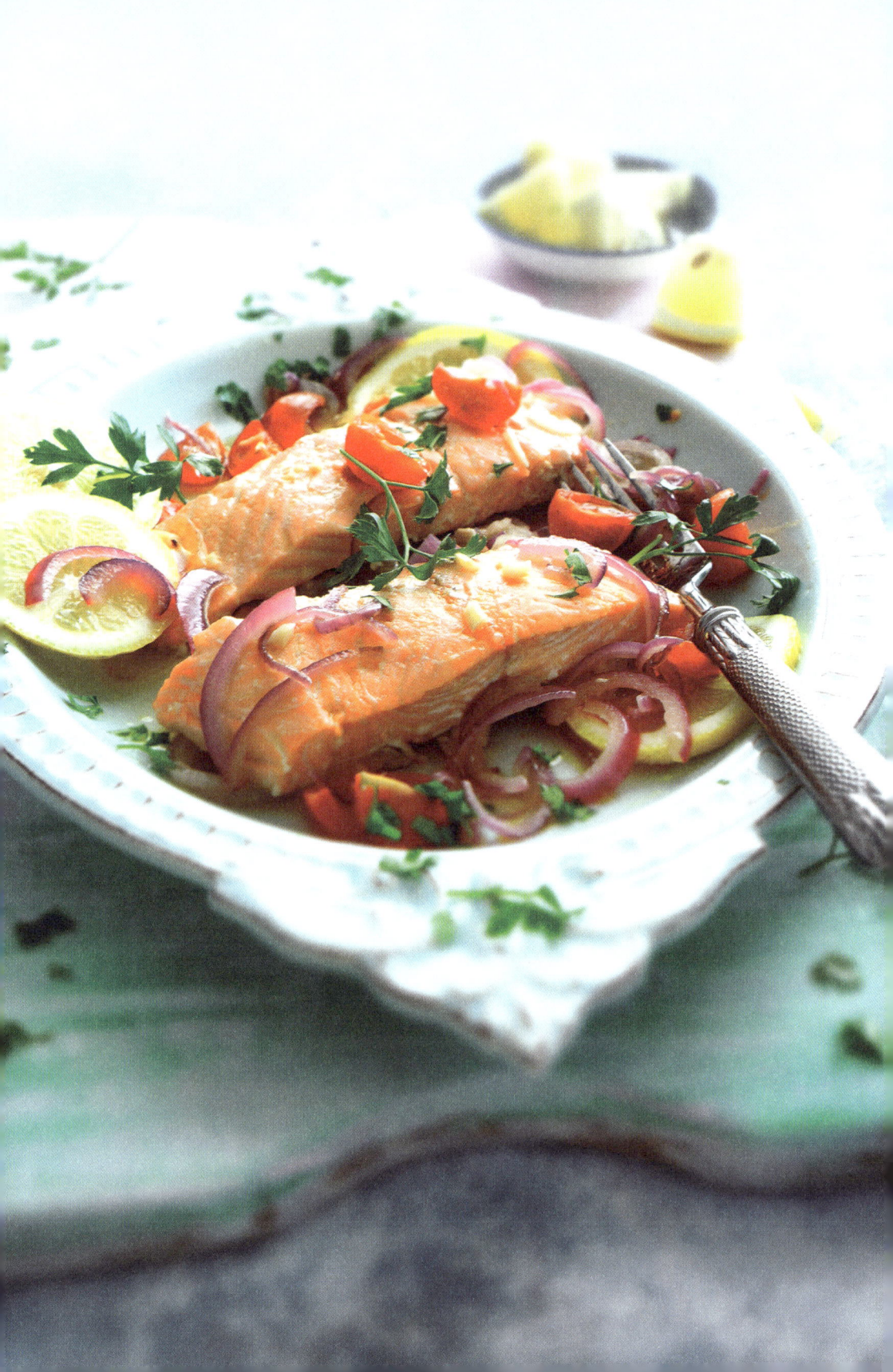

El papillote

El papillote es una técnica de cocina que consiste en la **cocción de un alimento en un envoltorio resistente al calor,** como puede ser papel de aluminio o sulfurizado.

El alimento **debe ser de consistencia blanda,** generalmente pescados o verduras frescas.

Elaboración

→ Macera los lomos de salmón en el zumo de limón 15 min antes de cocinar.

→ Corta la cebolla en tiras finitas y colócalas sobre un rectángulo de papel de aluminio o sulfurizado. Pon sobre ella los lomos de salmón sin el macerado.

→ Pinta el salmón con miel por la parte de arriba. Agrega los tomatitos, un poco de cilantro y 1 cucharadita de ajo y perejil. Cierra el papel muy bien para que no se escapen los jugos.

→ Precalienta el horno a 180 °C y hornea el papillote durante unos 15 min. Ten cuidado al abrirlo porque sale vapor y te puedes quemar. Añade un chorrito de aceite sobre los lomos y sazona con sal.

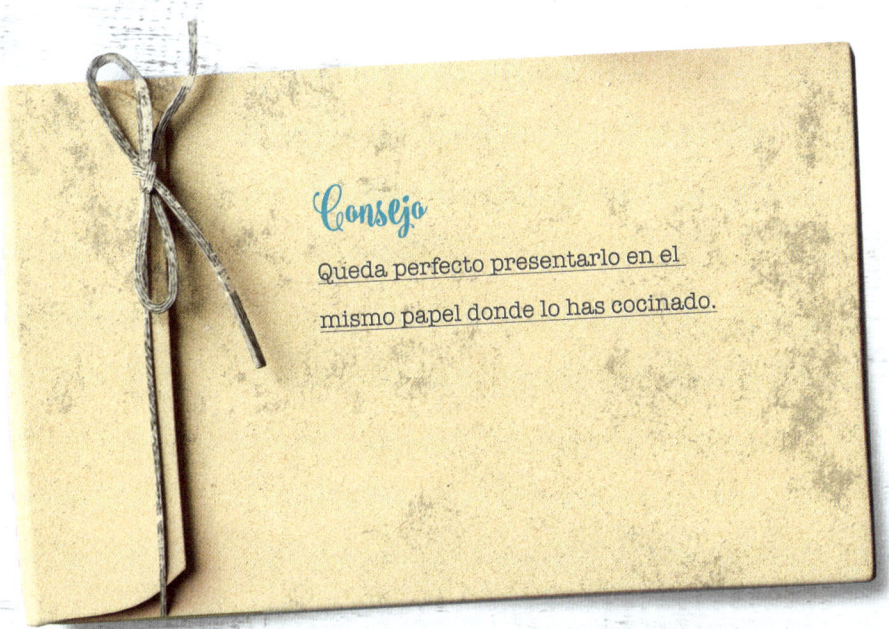

Consejo

Queda perfecto presentarlo en el mismo papel donde lo has cocinado.

Lasaña de calabacín

raciones | Kcal. | dificultad
2 | **259** | **baja**

Ingredientes

220 g de carne

350 ml de tomate triturado

20 g de queso rallado (bajo en grasa)

2 calabacines grandes

1/2 cebolla morada

Vino tinto

Pimentón dulce

Albahaca

1/2 cucharadita de aceite de oliva

Sal marina o baja en sodio y pimienta negra

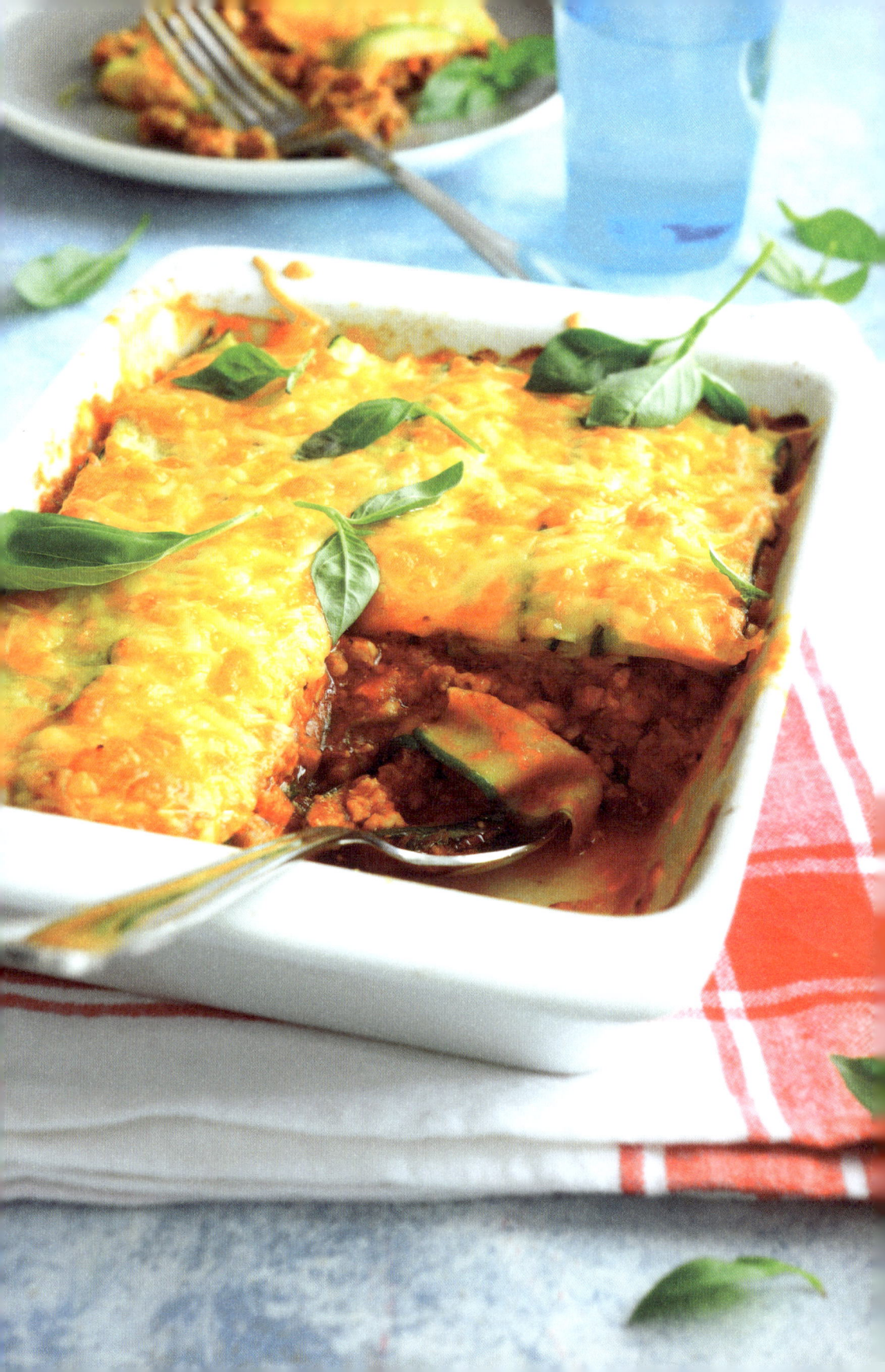

¿Por qué hay que comer proteínas?

Las proteínas son elementos esenciales para el crecimiento y la reparación, y el buen funcionamiento de todas las células vivas. **Proporcionan al cuerpo todos aquellos elementos y nutrientes que el ser humano no puede generar por sí mismo.**

Las proteínas se encuentran en alimentos de origen animal, como pueden ser la carne, el pescado, los huevos, los lácteos, la grasa, etc. También están presentes en muchos otros alimentos aunque en menor grado, como en legumbres, frutos secos, cereales o vegetales de hojas verdes.

Elaboración

- Sofríe la cebolla cortada finamente en el aceite de oliva y un chorrito de agua. Cuando esté pochada, añade la carne, el tomate triturado, un chorro de vino y el pimentón y la albahaca. Cocina durante unos 15 min.

- Mientras, corta los calabacines en lonchas finas (van a servir de placas para la lasaña), y pásalas por la plancha con cuidado de que no se peguen.

- Dispón en una fuente de horno las lonchas de calabacín, y añade encima una capa de carne. Tapa con otra capa de calabacines y luego con otra de carne. Puedes hacer las capas que desees.

- Espolvorea con el queso rallado y hornéalo durante 15 min a 180 ºC. Gratina en el último momento para que el queso se dore.

Consejo

Puedes sustituir el calabacín por berenjena y preparar así una receta parecida a la melanzane alla parmigiana, un plato típico del sur de Italia.

Pastel de atún

con hummus

raciones	Kcal.	dificultad
2	**267**	**baja**

Ingredientes

300 g de atún de lata al natural

2 cucharadas soperas de queso crema
bajo en grasa

2 cucharadas soperas de tomate concentrado

2 huevos pequeños
(o 1 grande)

2 claras de huevo

1 cebolla

Especias (al gusto)

Aceite de oliva

Sal marina o baja en sodio

Hummus para decorar

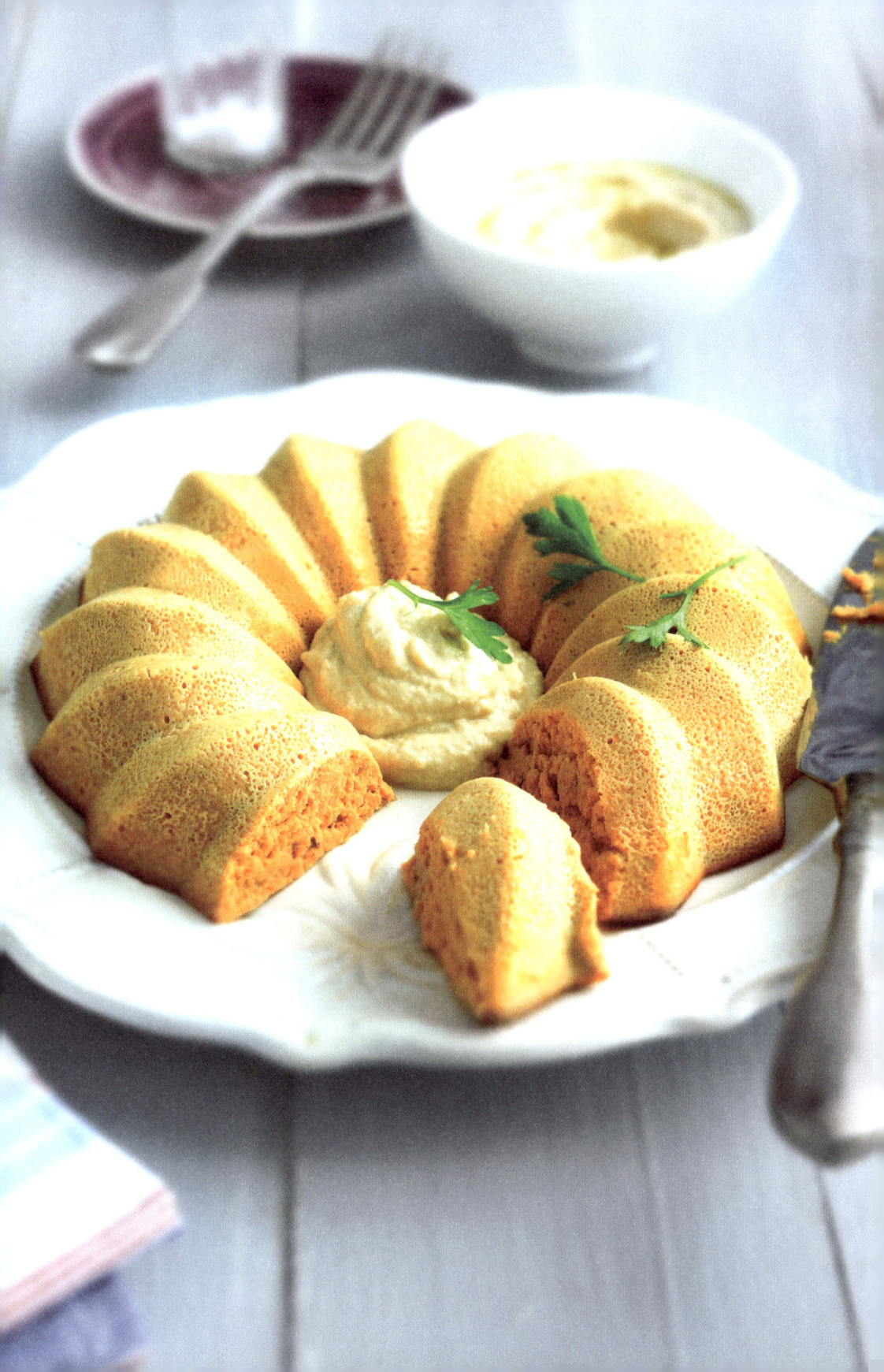

Ideal para los niños

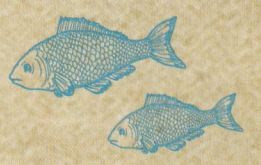

Combina pescado y legumbres en un mismo plato sin que nadie lo note, y con un aspecto muy apetecible.

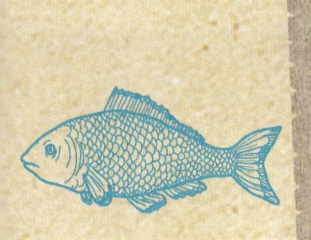

El hábito de llevar una dieta sana, junto al de hacer ejercicio, es el mejor que puedes adoptar para llevar una vida enérgica y larga.

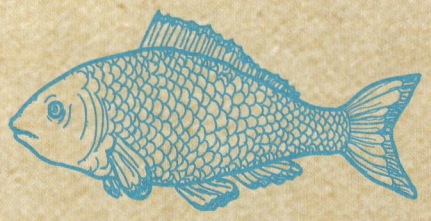

Elaboración

- Pica la cebolla y sofríela en una sartén antiadherente con unas gotas de aceite durante unos 10 min. Remueve para que no se peguen y reserva.

- Mezcla en un bol el atún, las claras, los huevos, el tomate, el queso, la cebolla y las especias al gusto. Tritura todo hasta que obtengas una crema homogénea.

- Llena un molde de silicona con esta mezcla y hornéalo durante 20 min a 180 ºC. Déjalo enfriar y desmolda.

- Prepara un poco de hummus (mira la preparación de la pág. 110), métenlo en una manga pastelera y decora como más te guste.

Consejo

Lo puedes hacer en el microondas. Tardará mucho menos, aunque te va a quedar más blandito.

Hamburguesas tropicales

raciones
3

Kcal.
236

dificultad
baja

Ingredientes

250 g de pechuga de pollo o pavo
(sin piel ni grasa)

20 g de verduras rehogadas
(opcional)

2 cucharadas soperas de almendra molida

1 cucharada sopera de perejil picado

2 cucharadas soperas de mango picado

Comino molido

Aceite de oliva

Sal marina o baja en sodio

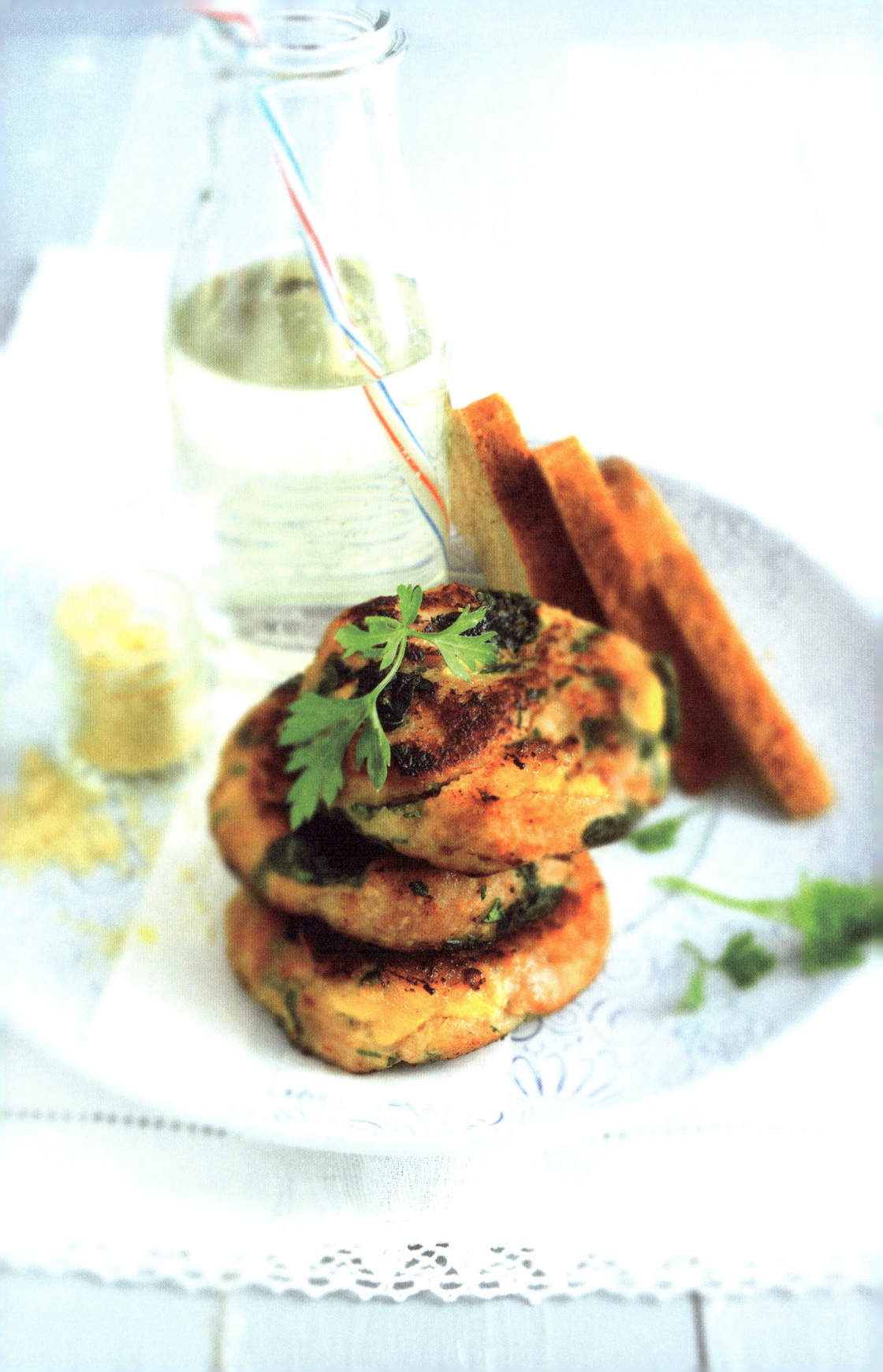

Frutas tropicales para lograr un sabor exótico

Estas hamburguesas son muy **sencillas y rápidas** de hacer, además están muy ricas y quedan sorprendentemente tiernas a pesar de no contener ninguna grasa saturada.

Al añadirle mango, generas un **contraste de sabores** increíble y delicioso.

Consejo

Las verduras pueden ser cebolla, pimiento rojo, pimiento verde, calabacín, zanahoria... Se cortan en juliana y se hacen al vapor o en una sartén tapada a fuego muy lento para que se hagan en su propio jugo.

Elaboración

→ Tritura la pechuga hasta que obtengas una pasta de carne. Mézclala con la almendra molida, el mango, el perejil y, si quieres, con unas verduras rehogadas.

→ Sazona con sal y una pizca de comino molido. Forma con las manos 4 bolas de carne y aplástalas para darles forma de hamburguesa.

→ Pásalas por una sartén antiadherente a fuego medio-alto con unas gotas de aceite.

Esforzarte para llevar una nutrición adecuada es la mejor inversión que puedes hacer para tu cuerpo y mente.

Saquitos de pavo

raciones	Kcal.	dificultad
2	126	baja

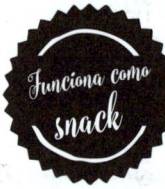

Funciona como snack

Ingredientes

6 lonchas de fiambre de pavo
(bajo en grasa y en sal)

Verduras variadas (cebolla, calabacín, zanahorias...)

3 claras de huevo

1 cucharada sopera de queso rallado
bajo en grasa (opcional)

Orégano

Sal baja en sodio

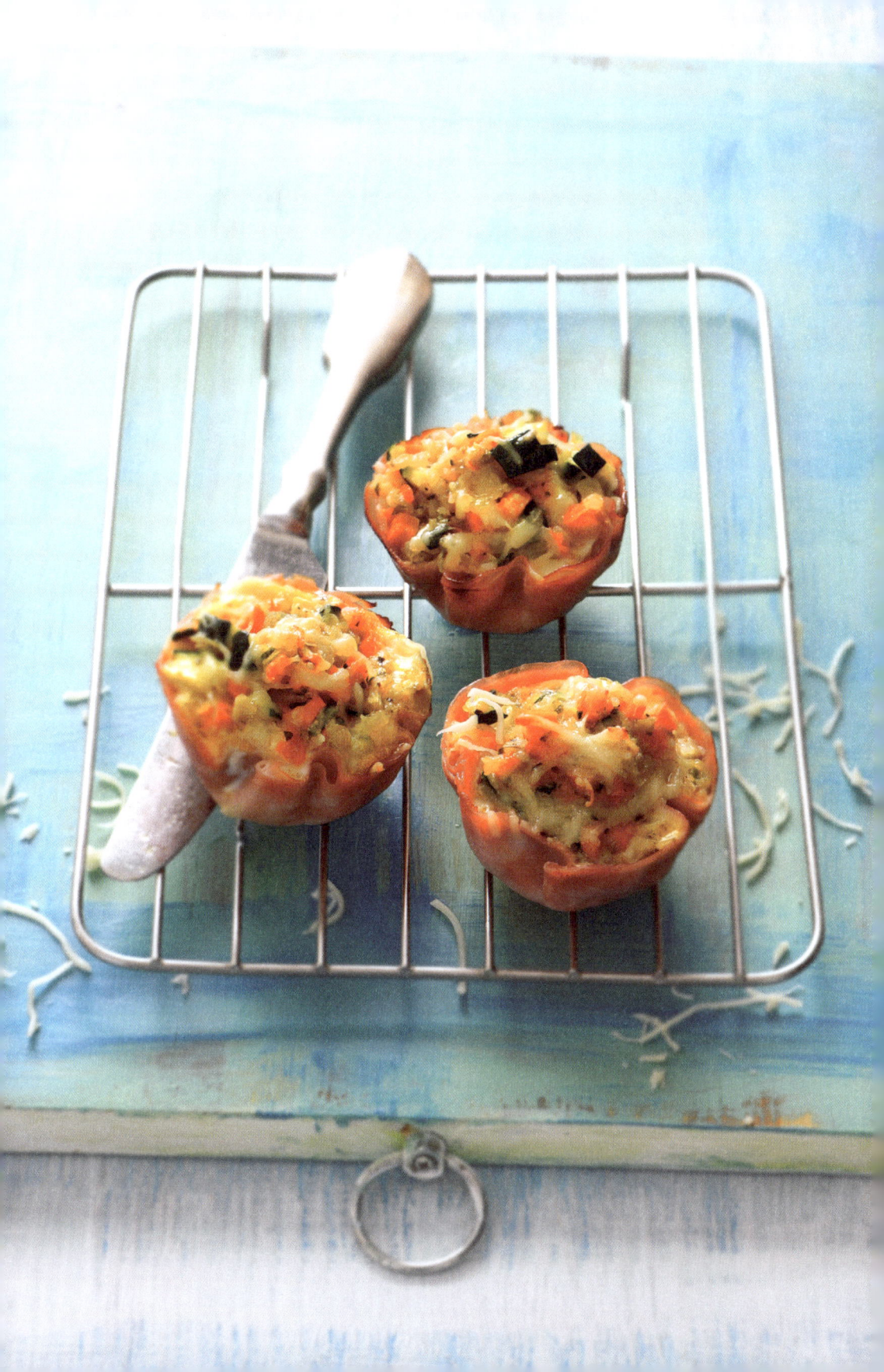

Para llevar al trabajo

Se pueden **preparar y consumir fríos al día siguiente,** por lo que son una buena opción para llevar en un *tupper* al gimnasio o a la oficina.

Los puedes rellenar de verduras previamente cocinadas; de atún, de pescado...
Las posibilidades son infinitas.

Consejo

Tanto las verduras como los saquitos los puedes preparar en el microondas. Las verduras en un plato, tapado con otro, y los saquitos en moldes aptos para el microondas. Apenas tardarán 3 o 4 min.

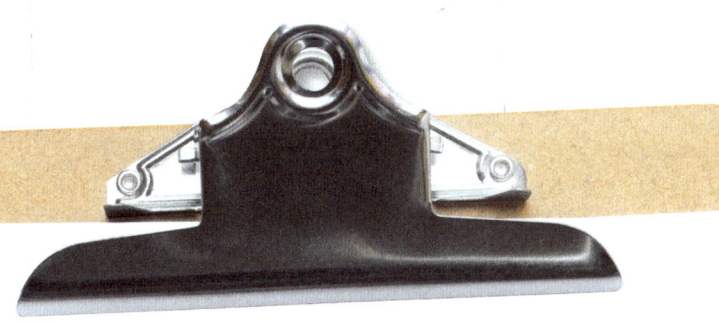

Elaboración

→ Rehoga las verduras cortadas en brunoise en una sartén con un poquito de sal y de orégano. Puedes añadir algo de agua para que no se peguen.

→ Bate las claras y añádelas a las verduras cuando estén cocinadas.

→ Pon en moldes de muffins las lonchas de pavo, creando unas cestitas, y rellena con la mezcla de claras y verduras.

→ Espolvorea con el queso y hornea unos 10 min a 175 °C

Pollo con almendras
estilo chino

raciones	Kcal.	dificultad
2	**247**	**baja**

Ingredientes

1 pechuga de pollo grande

250 ml de caldo de pollo o de verduras

80 g de champiñones

16 almendras al natural peladas

1 zanahoria

1 pimiento

1 cebolla

Jengibre en polvo

Salsa de soja baja en sodio

Aceite de oliva

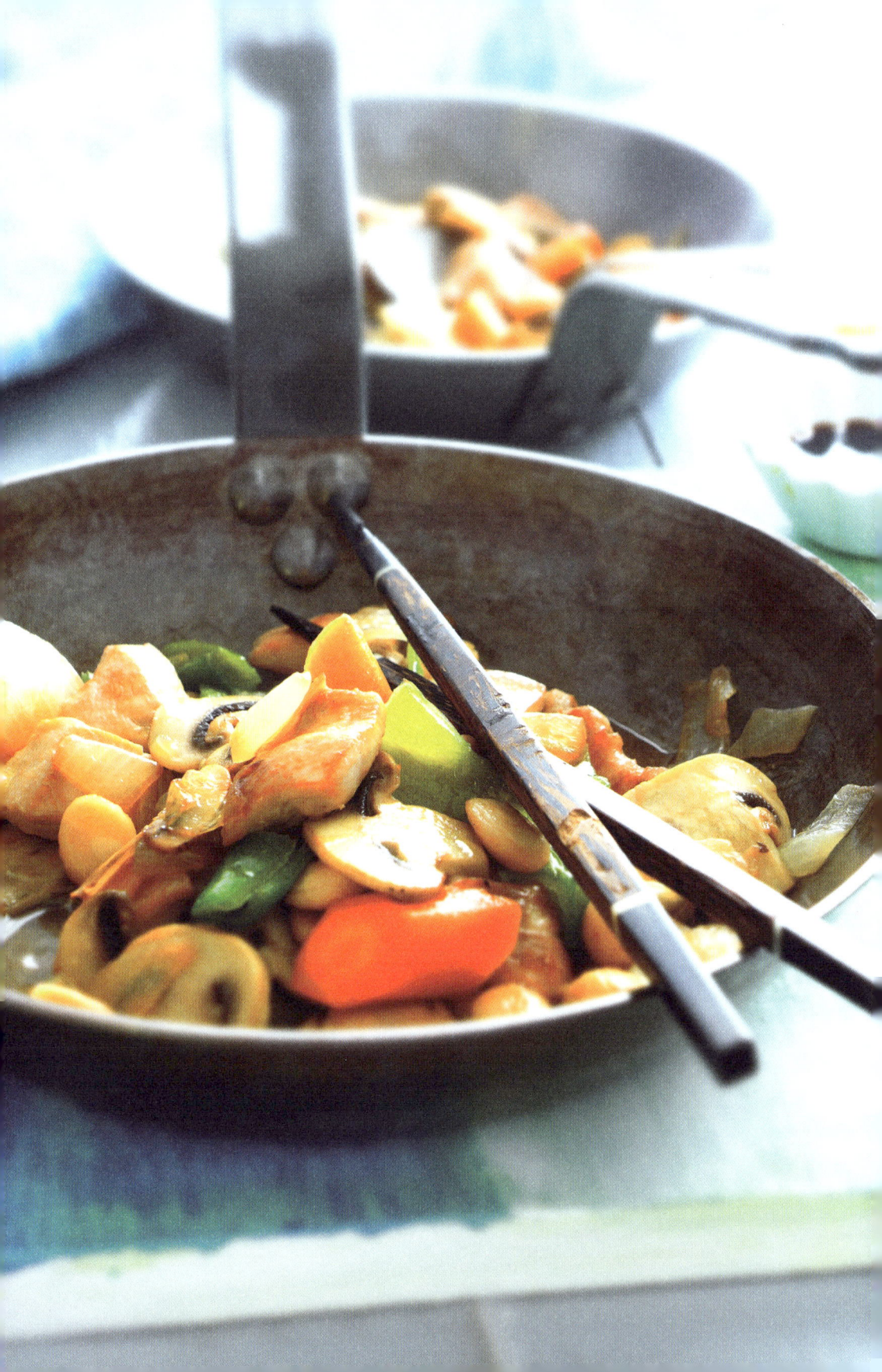

La soja

Lo ideal es utilizar soja baja en sodio. La puedes encontrar en herboristerías, supermercados ecológicos y zonas bio de las grandes superficies.

Si no la encuentras, **recuerda no agregar sal** porque la salsa de soja ya lleva bastante. De todas formas, pruébala durante la cocción para rectificar de sabor.

Elaboración

→ Corta el pollo en dados. Macéralo con la salsa de soja y 1 cucharadita de jengibre de 1 a 3 h.

→ Corta la cebolla, la zanahoria, el pimiento y los champiñones en trozos no muy pequeños.

→ Sofríe la zanahoria con unas gotas de aceite de oliva. Dale unas vueltas, cubre con agua y cocina un par de minutos. Agrega la cebolla, el pimiento, las almendras y el pollo bien escurrido. Rehoga unos 3 min o hasta que el pollo esté cocinado. Por último, incorpora los champiñones.

→ Cubre con el caldo y deja que el conjunto se cocine a fuego medio durante unos 10 o 15 min.

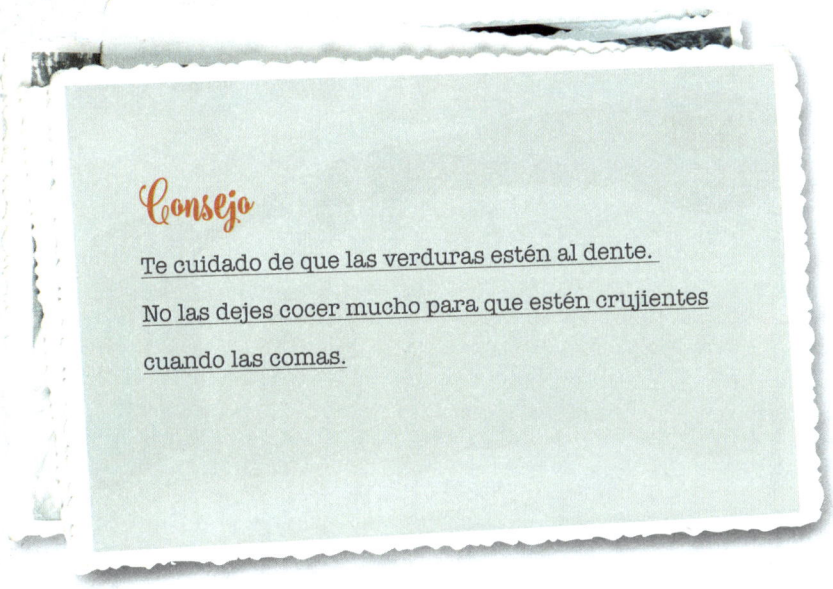

Consejo

Te cuidado de que las verduras estén al dente. No las dejes cocer mucho para que estén crujientes cuando las comas.

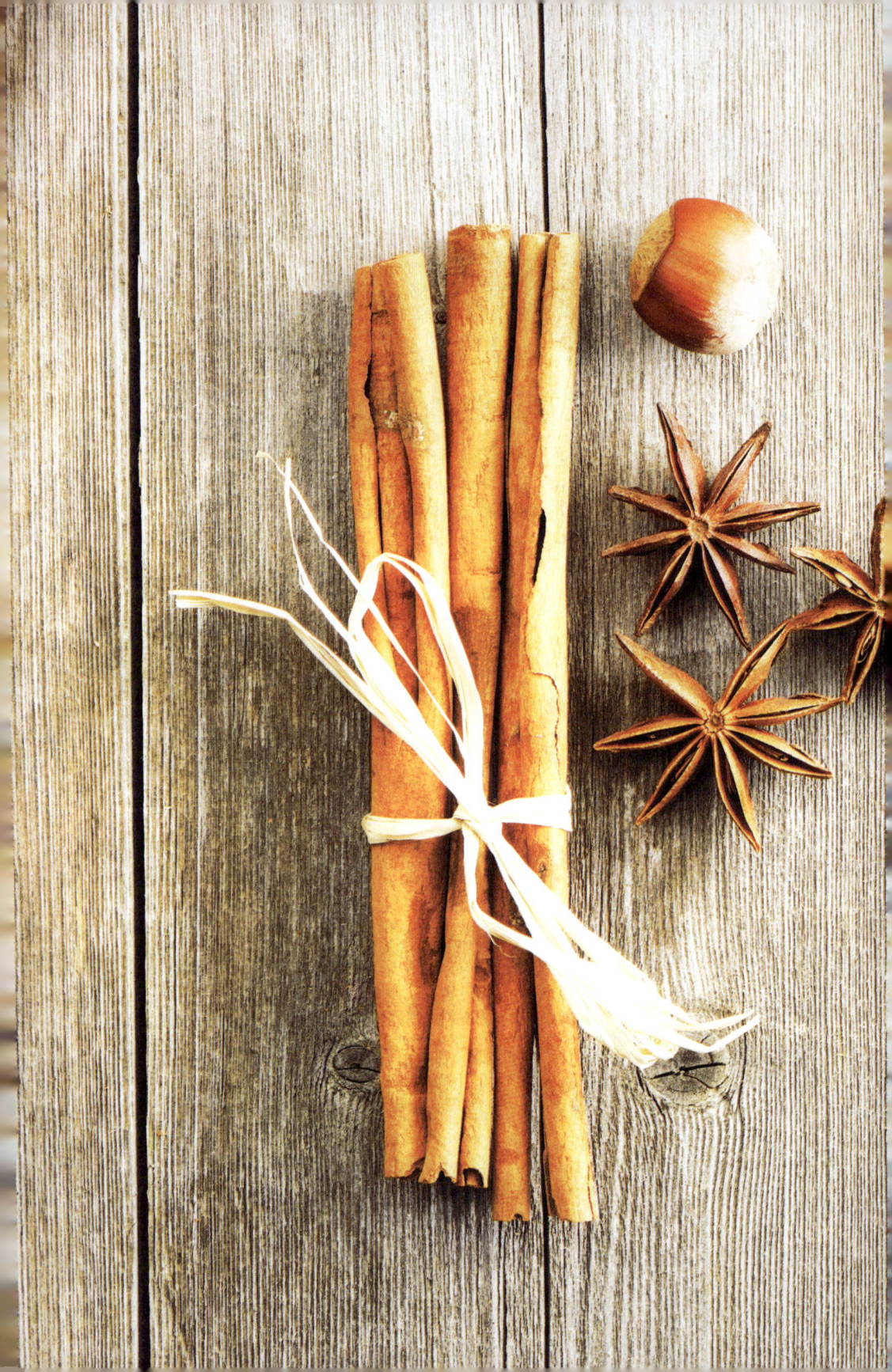

Ocasiones especiales

Para esos momentos en los que tienes tiempo de dedicarte a la cocina. Puedes preparar las mejores y más deliciosas recetas para tus invitados sin olvidar el estilo saludable de alimentación.

Brownie vegano
de alubias

raciones	Kcal.	dificultad
4/6	197	media

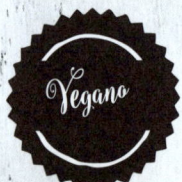

Ingredientes

1 lata (230 g escurridos) de alubias o frijoles negros

50 g de chips de chocolate sin azúcar

40 g de copos de avena

4 cucharadas de sirope de agave/miel

2 cucharadas soperas de cacao en polvo desgrasado

1 cucharada sopera de endulzante al gusto

1 o 2 cucharadas de agua

1 cucharada de aroma de vainilla

1/2 cucharadita de levadura

3 nueces

35 ml de aceite de almendras (coco u otro aceite vegetal)

1/4 cucharadita de sal

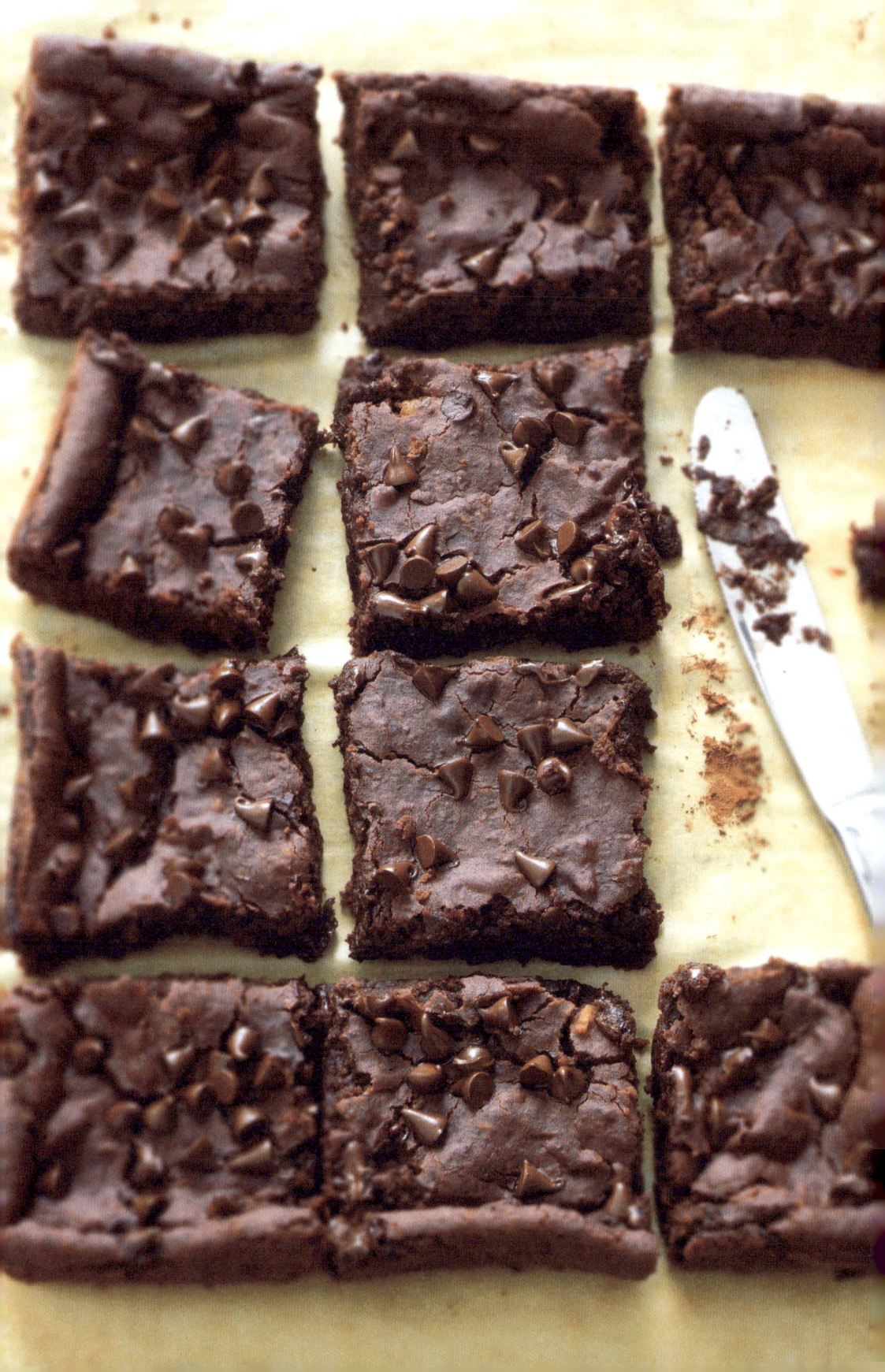

Este brownie no sabe a alubias

El almidón de las alubias permite crear una masa deliciosa y tierna sin que afecte para nada al sabor de este dulce.

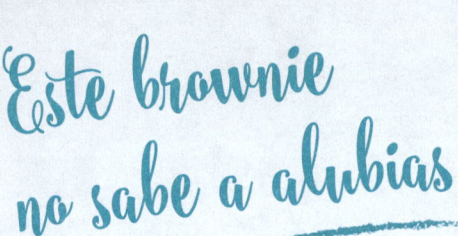

Puedes ser
quien quieras ser,
solo tienes que decidir serlo.

Elaboración

→ Lava y escurre muy bien las alubias de la lata. Precalienta el horno a 180 °C.

→ Junta todos los ingredientes, excepto los chips de chocolate y las nueces, en un procesador de alimentos y mezcla bien hasta que obtengas una masa sin grumos.

→ Añade ahora los chips de chocolate y las nueces partidas en trocitos y mezcla. Vierte esta masa en un molde engrasado.

→ Cocina el brownie 15 o 20 min y déjalo enfriar.

Consejo

El aceite de almendra o de coco y el sirope de agave los encontrarás en herbolarios y supermercados ecológicos.

Puedes añadir más chips de chocolate en la parte superior del brownie antes de hornear.

Carrot Cake

raciones	Kcal.	dificultad
4	**220**	**media**

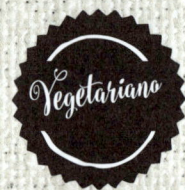
Vegetariano

Ingredientes:

2 zanahorias medianas (aproximadamente, 150 g)

100 g de harina de avena o espelta

20 g de harina de almendra

20 g de nueces • 20 g de pasas

4 cucharadas soperas de agua

4 cucharadas soperas de leche 0 % MG

1 cucharadita de levadura

1 cucharadita de soda (bicarbonato)

1 cucharadita de canela • 1 cucharadita de jengibre molido

1 clara de huevo • 2 huevos

300 g de queso crema bajo en grasa

Aroma de vainilla • Aroma de mantequilla (opcional)

Endulzante al gusto

1 cucharada sopera de aceite de almendras o de oliva • Sal

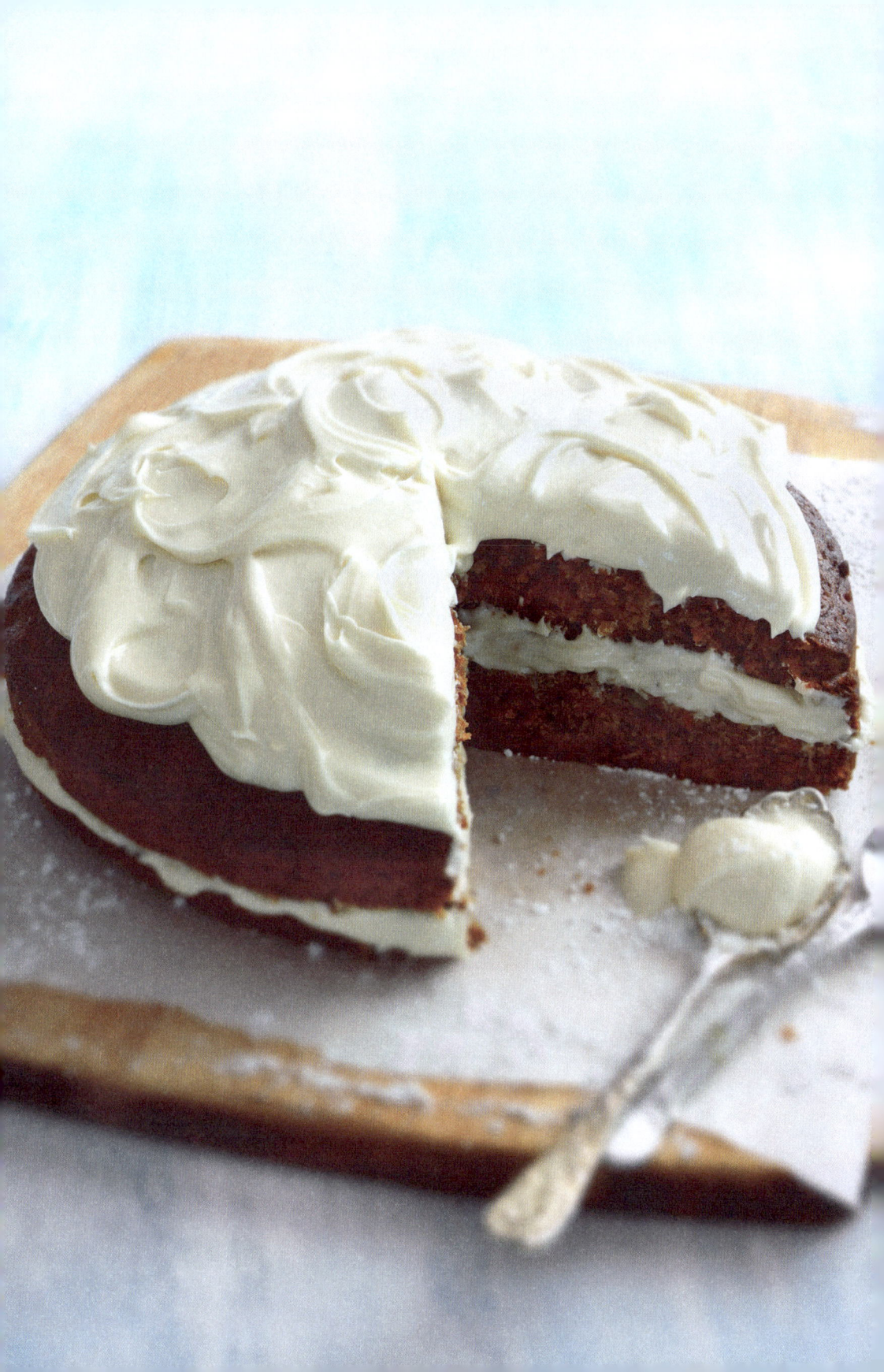

Tarta de zanahoria healthy

Un bizcocho **tierno, aromático y especiado** que hace las delicias del que lo prueba. La crema de queso de la versión original se prepara con queso, mantequilla y azúcar glas a partes iguales. Esta es muchísimo más ligera.

Consejo

Si no encuentras queso crema bajo en grasa puedes hacerlo en casa. Solo es necesario que dejes escurrir 400 g de queso fresco batido o yogur natural sobre un paño de algodón durante 5 o 6 h.

Elaboración

- → Pela y ralla las zanahorias con un rallador, pica las nueces y reserva. Precalienta el horno a 180 ºC.

- → Junta en un bol las harinas tamizadas, el bicarbonato, la levadura, una pizca de sal, la canela y el jengibre.

- → Bate en otro bol los huevos con la clara durante 1 min hasta que espumen (puedes usar una batidora de varillas eléctricas). Añade el aceite y sigue batiendo unos segundos más hasta que se forme una masa homogénea. Incorpora entonces la leche y el agua. Cuando esté todo bien integrado, agrega el bol de la harina, y sigue removiendo hasta que vuelva a estar la crema bien homogénea. Añade ahora las zanahorias ralladas, las pasas y las nueces.

- → Introduce esta mezcla en un molde no muy grande y hornea unos 25 min (pincha a menudo con un palillo para que no se seque). Sácalo del horno, déjalo templar unos 10 o 15 min y pásalo después a una rejilla.

- → Mientras, bate el queso en un bol con unas varillas hasta que quede cremoso y añade endulzante al gusto. Agrega un par de gotitas de cada aroma para darle ese sabor intenso de la crema de queso. Prueba la mezcla y rectifica de endulzante o de aromas si lo crees necesario.

- → Cubre el bizcocho con la crema de queso y deja reposar en el frigorífico durante unas horas hasta que endurezca. También puedes rellenarlo con la crema cortando el bizcocho por la mitad y cubriendo con el queso la parte de arriba.

Tarta de queso
con mermelada de moras casera

raciones
4/6

Kcal.
78

dificultad
media

Ingredientes

300 g de queso en crema 0% MG

2 cucharadas soperas de harina de avena

1 cucharada de semillas de chía
(u otro espesante)

1 cucharada de postre de levadura

2 claras de huevo

1 huevo

Endulzante (stevia, sacarina, miel, agave...)

1 taza de moras

2 tazas de agua

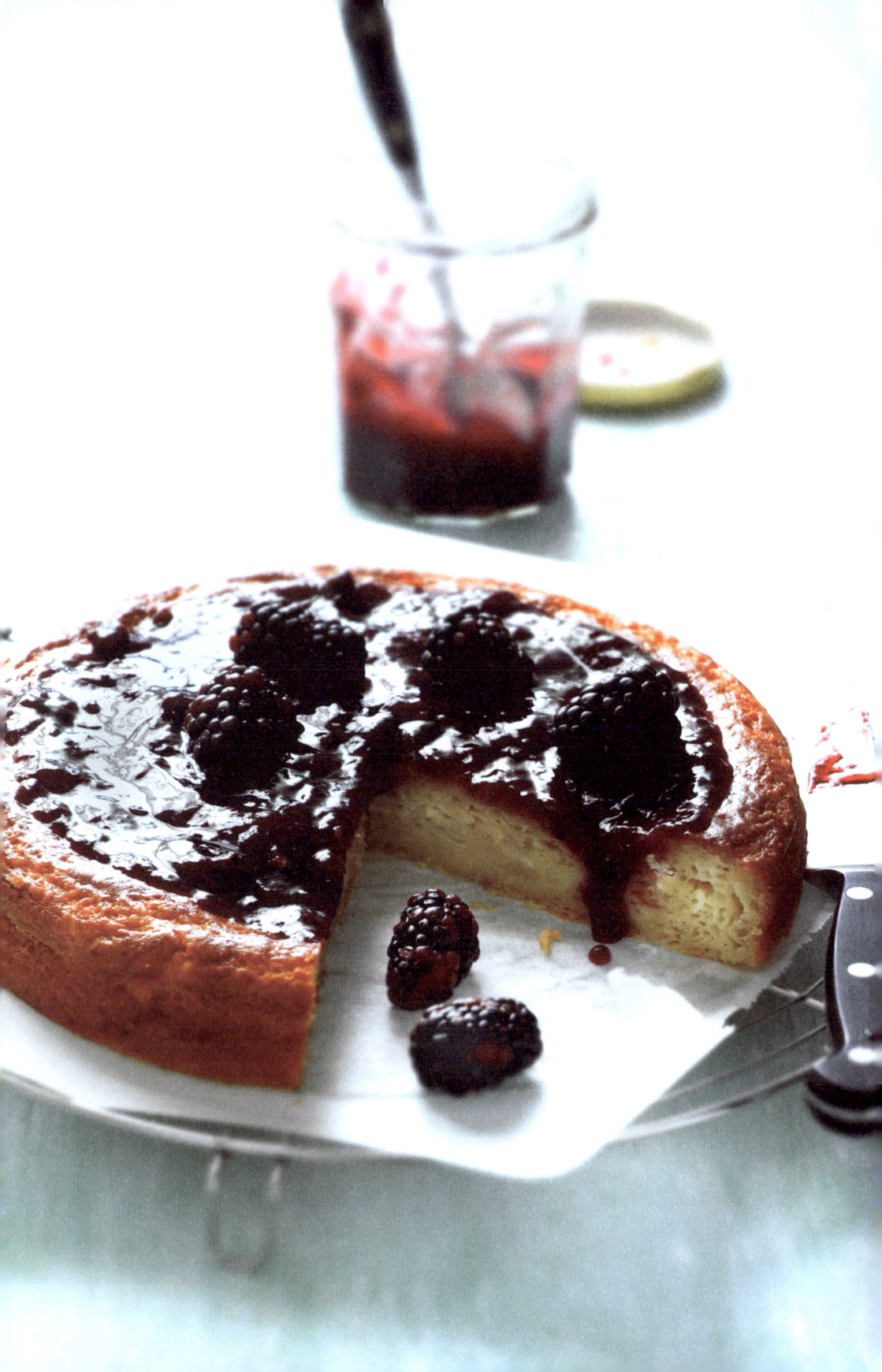

New York cheesecake

Se puede hacer con base de galletas integrales picadas y mezcladas con mantequilla de cacahuete, pero no es necesario. Así se ahorran unas cuantas calorías.

Si quieres, cubre la tarta con mermelada, salsa de chocolate o mezcla mermelada con gelatina y deja reposar en el frigorífico hasta que cuaje.

Consejo

Debes utilizar harina de avena y no copos, porque si no la tarta no quedará blanca ni lisa. Si no la encuentras, cuela los copos, previamente molidos, para sacar solo el polvo de avena.

No es necesario que pongas las semillas de chía en la mermelada, pero va a hacer que sea más gelatinosa.

Si quieres conservar la mermelada durante mucho tiempo, esteriliza el tarro de cristal donde la vayas a guardar, añade la mermelada, cierra el tarro y hiérvelo al baño maría durante unos 20 min.

Elaboración

→ Prepara una mermelada cocinando a fuego lento las moras en 2 tazas de agua durante 35 min aproximadamente (puedes añadir más agua si lo crees necesario). Luego, tritúralas hasta que obtengas una textura uniforme y añade endulzante al gusto. Agrega las semillas de chía y deja enfriar en el frigorífico durante 3 o 4 h.

→ Mientras, junta en un bol el queso y la harina de avena. Aparte, bate las claras con el huevo y añádelo a la mezcla anterior. Remueve hasta que se forme una crema homogénea. Añade endulzante al gusto. Prueba la mezcla para comprobar que está suficientemente dulce.

→ Métolo en un molde y hornéalo a 150 °C 30 o 40 min aproximadamente. La tarta subirá y luego se bajará al enfriarse, es normal (porque apenas lleva harina).

→ Saca la tarta del horno y déjala que se enfríe. No te preocupes si se baja un poco, es normal porque apenas lleva harina.

→ Unta la tarta con la mermelada casera y vuelve a reservar en el frigorífico hasta el momento de llevar a la mesa.

Crêpes de avena
con pavo y queso

raciones	Kcal.	dificultad
2	**197**	**baja**

Ingredientes

80 ml de leche
(desnatada, 0% MG, de almendra, de soja...)

60 g de fiambre de pavo bajo en grasa

1 loncha de 25 g de queso bajo en grasa

3 cucharadas soperas rasas
de harina de avena

1 huevo

Aceite de oliva

Edulcorante

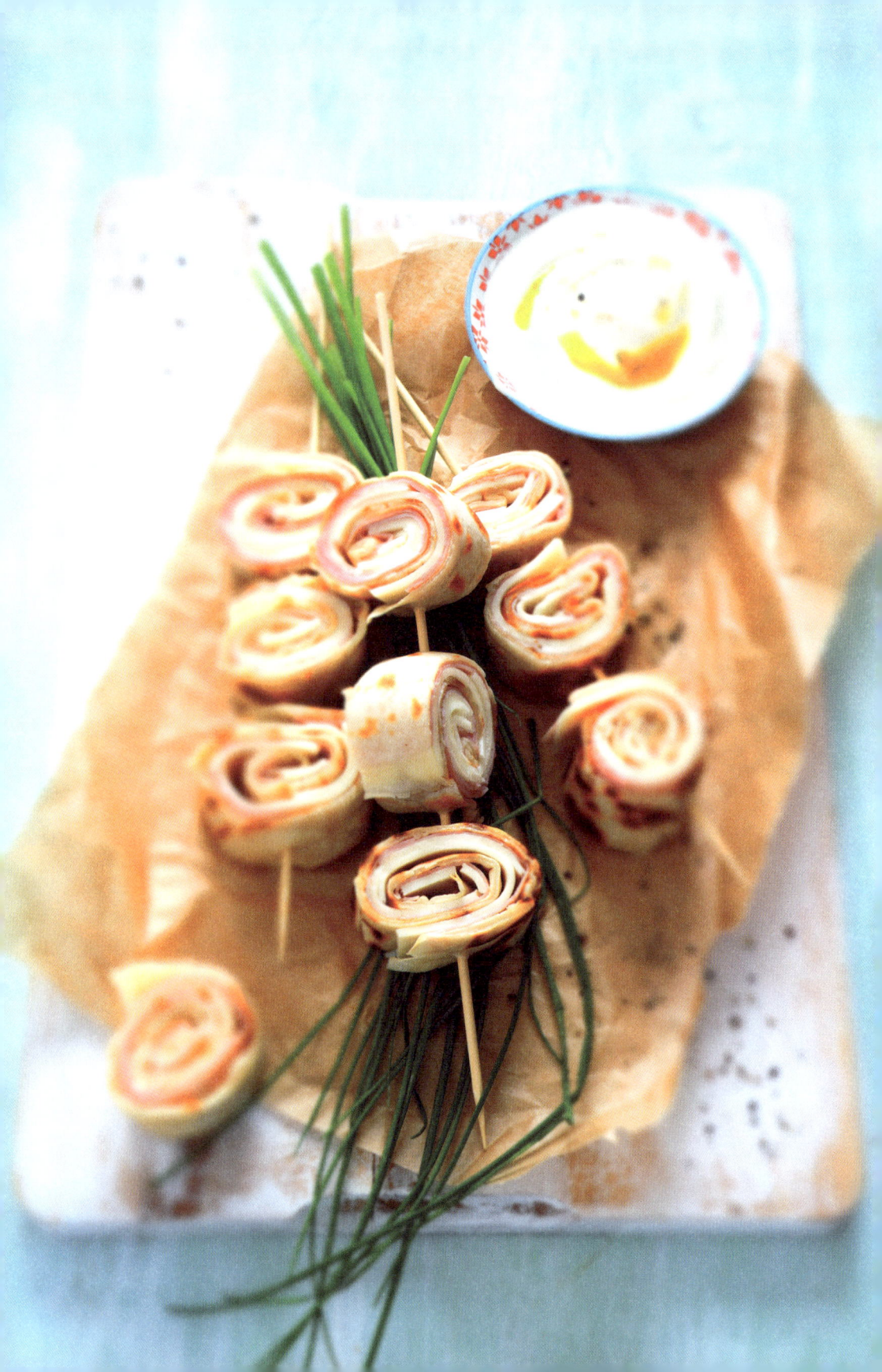

Crêpes francesas rellenas

Estas crêpes quedan tiernas y deliciosas. Pueden ser un entrante fantástico para sorprender a tus invitados y con muchas menos calorías de lo que parece.

Consejo

Las crêpes las puedes servir enteras en una bandeja o cortadas en trocitos de 2 cm y ensartadas en un palito de madera para hacer pinchos de crêpes.

También se pueden hacer dulces, sustituyendo el pavo y el queso por mermelada sin azúcar o salsa de chocolate ligera.

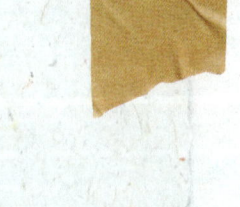

Elaboración

- Mezcla en un bol el huevo, la leche y la harina hasta que consigas una masa homogénea. Agrega un poco de edulcorante (unas 2 gotitas de sacarina líquida, por ejemplo) para darle un punto de dulzor.

- Calienta aceite en una sartén antiadherente. Si fuera necesario, retira el exceso con una servilleta.

- Pon unas cucharadas de masa en la sartén (tiene que cubrir el fondo sin que quede una capa gruesa) y cocina las crêpes hasta que acabes con toda la masa.

- Una vez hechas, añade pavo y un trocito de queso en cada una de ellas y enróllalas.

Brazo de gitano
relleno de salmón y pepinillos

raciones	Kcal.	dificultad
2	418	media

Ingredientes

Para la masa

60 ml de leche 0% MG

4 cucharadas soperas de harina de avena

2 cucharadas soperas de almendra molida

3 claras de huevo

1 huevo

Endulzante

Sal

Para el relleno

150 gr de queso crema 0% MG

100 g de lonchas de salmón ahumado

Pepinillos agridulces o alcaparras

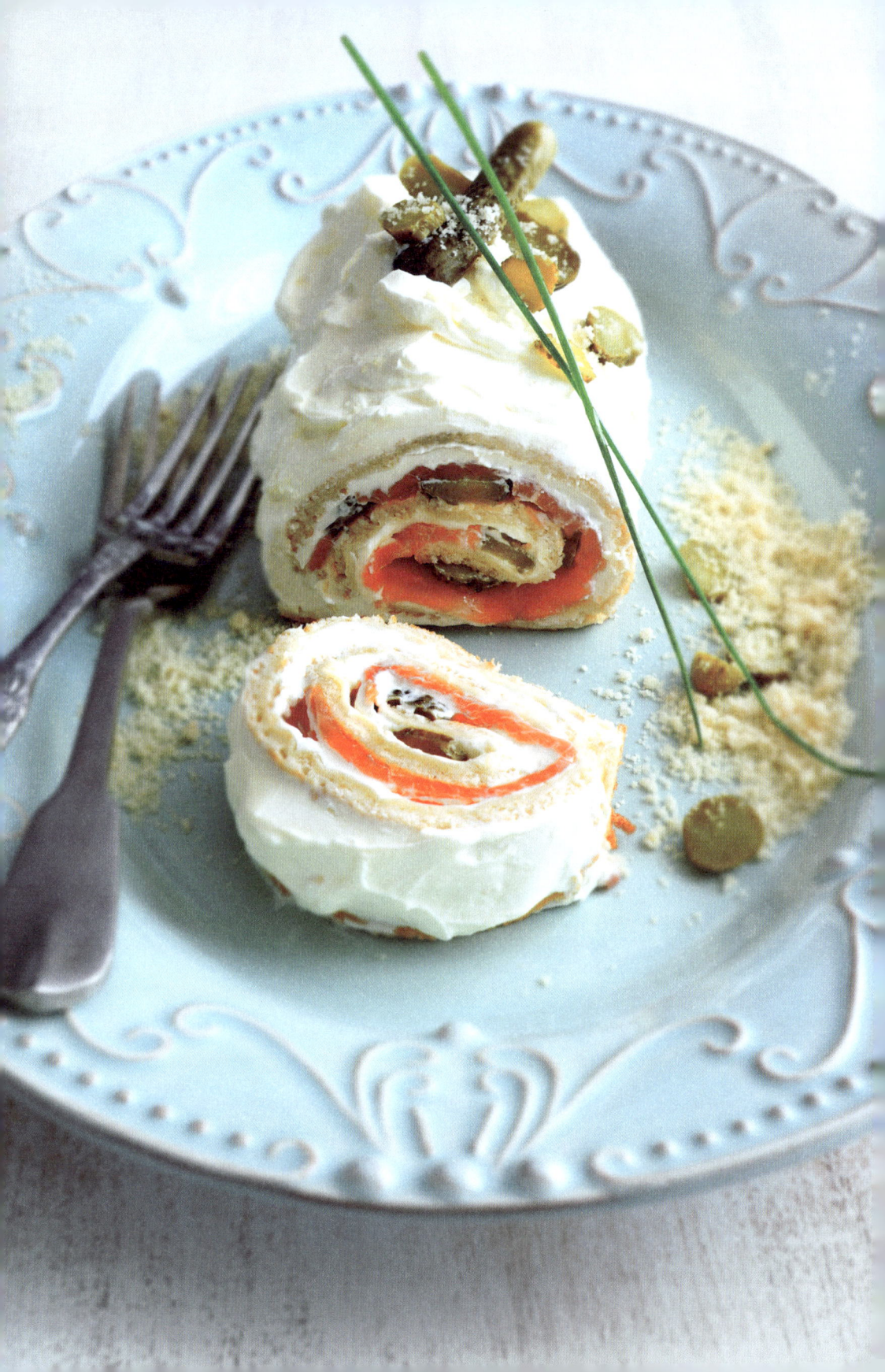

La tapa perfecta

Un plato **ideal para recibir invitados** ya que puedes tenerlo preparado incluso un día antes, y es muy fácil de dividir en porciones individuales.

Usa tu imaginación, se puede rellenar de mil maneras: con jamón serrano y mostaza, con queso y pimiento asado, con aguacate machacado y lonchas de pavo, etc.

Consejo

Puedes decorarlo con una brunoise de pepinillos, tomates deshidratados y soja texturizada a la plancha.

Elaboración

→ Mezcla el huevo, la leche y las harinas en un bol. Remueve bien y añade una pizca de sal y de endulzante.

→ Incorpora las claras montadas a punto de nieve y mezcla con movimientos envolventes hasta que no queden grumos.

→ Precalienta el horno a 180 ºC. Recubre una bandeja de horno con papel sulfurizado o con una plancha de silicona para que no se pegue y vierte la mezcla.

→ Hornea unos 10 o 12 min con calor arriba y abajo. Una vez transcurrido el tiempo, retira el brazo de gitano, despégalo de la base sin que se rompa y déjalo enfriar.

→ Extiende el queso crema con cuidado sobre el brazo, luego pon las lonchas de salmón ahumado partido en trozos y unos pepinillos cortados en finas lonchas. Enróllalo apretando bien para que no queden huecos sin masa o sin mezcla.

→ Envuelve el brazo en film transparente y resérvalo en el frigorífico hasta el momento de llevar a la mesa.

Mousse cremoso
de aguacate

raciones	Kcal.	dificultad
2	**224**	**media**

Ingredientes

1 aguacate maduro

10 dátiles deshuesados
(al natural, sin azúcar)

4 cucharadas soperas de leche de almendras

2 cucharadas de cacao en polvo desgrasado
sin azúcar

1 cucharada sopera de edulcorante líquido
(opcional)

Aroma de vainilla
(opcional)

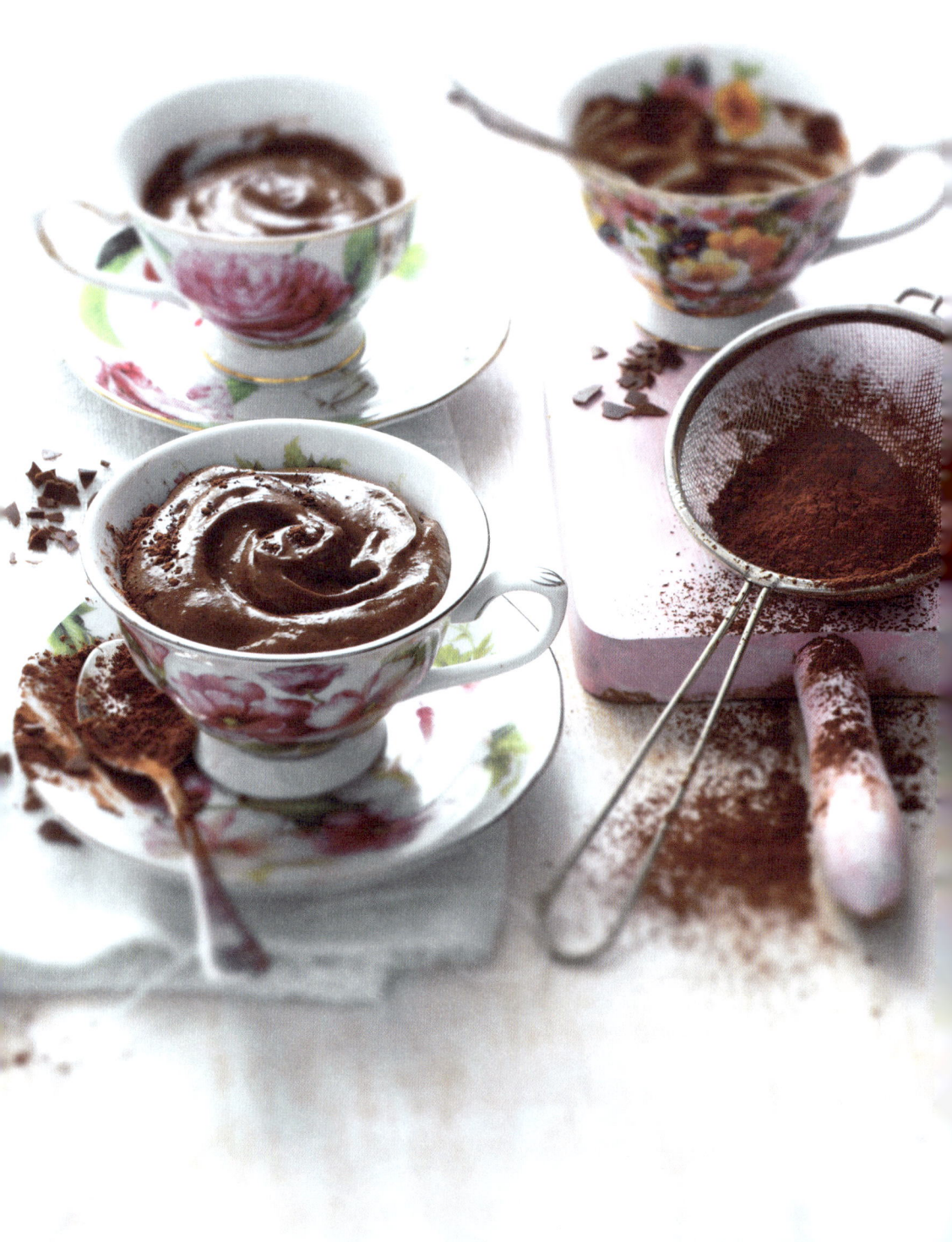

El cacao y... el aguacate juntos

El aguacate suele tener mala fama por su alto aporte calórico, pero en realidad es una grasa saludable que **ayuda a eliminar grasa abdominal.**

Consejo
Puedes decorarlo con unos chips de chocolate y nueces.

Solo porque no estás enfermo no significa que estés saludable.

Elaboración

→ Bate o procesa los dátiles troceados. Añade la leche y el aguacate troceado. Incorpora ahora si quieres el edulcorante (o unos cuantos dátiles más) y el aroma de vainilla.

→ Bate, licua o procesa todo de nuevo hasta que quede una crema homogénea.

→ Reserva en el frigorífico hasta el momento de servirlo.

Smoothies

Los smoothies son una buena forma de tomar fruta y verdura de forma rápida y concentrada. Una buena opción de desayuno o snack, lleno de nutrientes. Puedes añadirles algún superalimento como semillas de chia, maca, espirulina, matcha, chlorella...

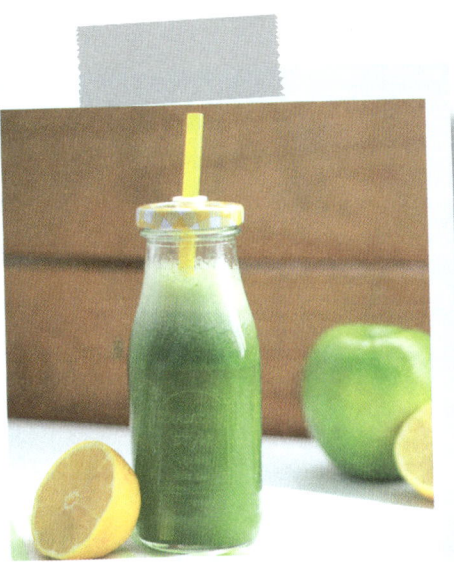

Green smoothie

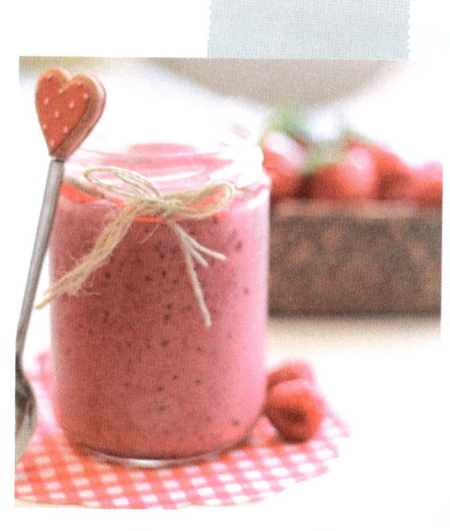

Antioxidante

Ingredientes

1 taza de espinacas frescas

1 manzana

1 pepino

1/2 limón

Jengibre

Miel o endulzante al gusto

Preparación

Pela y corta la manzana y el pepino, y ralla o parte el jengibre. Introduce todo los ingredientes en una licuadora con un extractor de jugos. Añade agua y tritura hasta obtener un batido cremoso.

Ingredientes

1 yogur desnatado o de soja

1 taza de frambuesas congeladas

1/2 taza de fresas

Endulzante al gusto

Preparación

Introduce todos los ingredientes en un vaso de batidora. Tritura bien hasta que quede un batido cremoso.

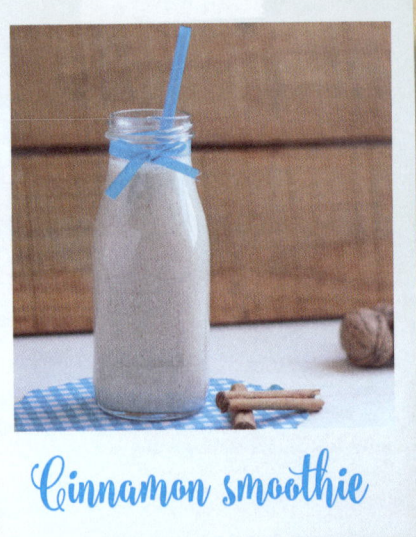
Cinnamon smoothie

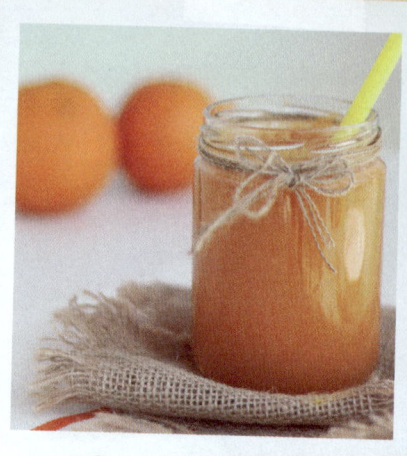
Orange power

Ingredientes

1 yogur natural desnatado o de soja
1 plátano congelado
1 cucharada de canela
2 nueces
Endulzante al gusto

Preparación

Introduce todos los ingredientes en un vaso de batidora. Tritura bien hasta que obtengas un batido cremoso.

Ingredientes

2 naranjas
1 zanahoria
1 manzana

Preparación

Pela las frutas y la zanahoria y trocéalas. Introdúcelas en un vaso de batidora y mezcla con agua hasta que quede un batido cremoso. También lo puedes hacer en una licuadora. Sírvelo con hielo picado.

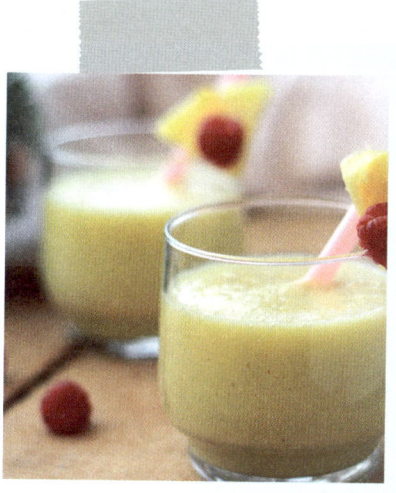

Cremoso

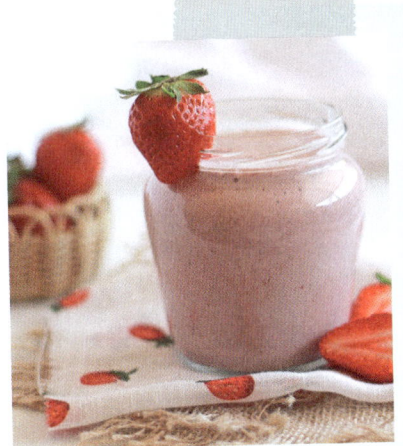

Strawberry oats smoothie

Ingredientes

1 yogur congelado
80 g de mango
120 g de piña
Endulzante (opcional)

Preparación

Saca el yogur del congelador 10 min antes de hacer el smoothie. Licua el yogur en una procesadora hasta que quede como un granizado. Pela, corta la fruta. Agrega la fruta pelada y cortada al granizado de yogur, y vuelve a licuar. Si el yogur es natural no edulcorado, quizá sí necesite un poquito de endulzante.

Ingredientes

1 taza de leche desnatada o vegetal
1 taza de fresas congeladas
30 g de copos de avena
1/2 plátano
Endulzante al gusto

Preparación

Tritura bien todos los ingredientes en una batidora. Añade al smoothie unas fresas troceadas.

Salsas

Estas salsas se preparan sin grasas, azúcares y demás aditivos innecesarios. De esta forma evitas las típicas y poco saludables salsas industriales.

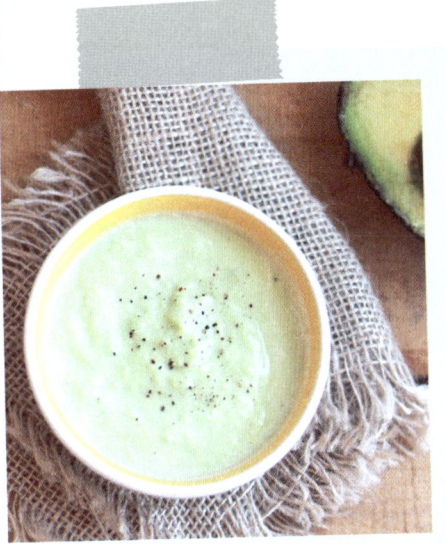

Salsa de aguacate

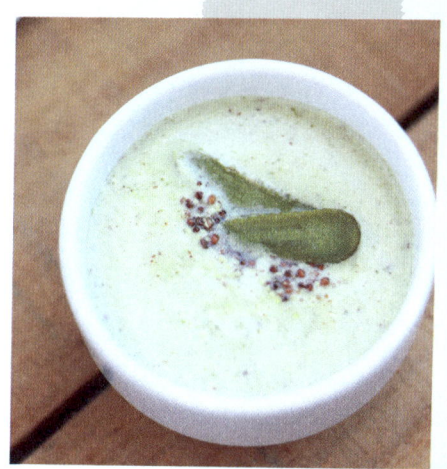

Salsa agridulce
de pepinillos y mostaza

Ingredientes

2 cucharadas soperas de aguacate machacado
60 ml de leche desnatada o leche vegetal
1/2 limón
Albahaca
Sal marina y pimienta negra molida

Preparación

Pon en un cazo la leche. Cuando empiece a hervir, baja el fuego y añade el aguacate machacado, las especias y un chorrito de limón exprimido. Remueve hasta que se integre bien y retira del fuego. Si la quieres más fina, pásala por una licuadora.

· · · · · · · · · · · · · · · · · · · ·

Esta salsa es ideal para acompañar **arroces y pastas.**

· · · · · · · · · · · · · · · · · · · ·

Ingredientes

1 cucharada sopera de yogur griego o queso fresco batido 0% MG
1 cucharada sopera de vinagre de vino blanco
1 cucharadita de mostaza antigua o de Dijon
2 pepinillos medianos agridulces
1/4 de una cebolla pequeña
1 cucharada de postre de aceite de oliva

Preparación

Pon en un vaso de batidora todos los ingredientes. Tritura bien hasta que obtengas una salsa homogénea.

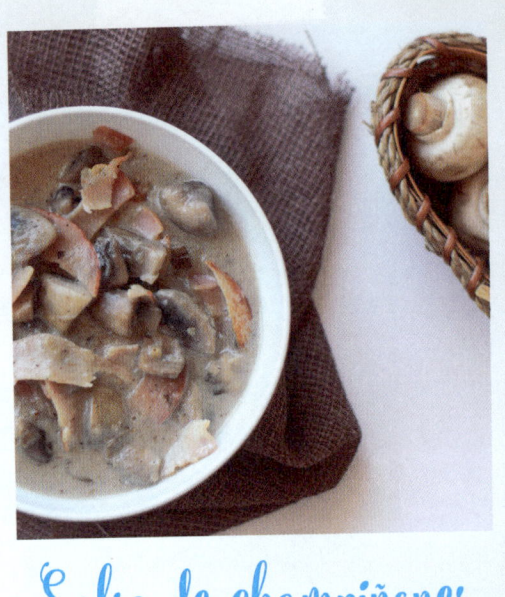

Salsa de champiñones

Ingredientes

100 g de champiñones laminados
70 g de jamón serrano/lomo embuchado/pavo
160 ml de leche vegetal (soja, almendra...)
2 cucharadas soperas de harina de almendras o avena (u otra integral)
1/2 diente de ajo
1/2 cebolla mediana
Nuez moscada (opcional)
1 cucharadita de aceite de oliva
Sal y pimienta

Preparación

Engrasa una sartén y dora los trocitos de jamón, lomo y pavo cortados en trocitos. Retira y reserva. Lamina el ajo y la cebolla, y sofríelos a fuego bajo en la misma sartén donde has dorado el jamón. Cuando tomen color, agrega los champiñones. Añade 2 cucharadas de agua, adereza con sal y pimienta, y remueve. Incorpora los trocitos de jamón/lomo/pavo. Agrega la harina, vuelve a remover para que no se pegue y vierte la leche hirviendo. Cocina a fuego lento-medio durante 5 min sin parar de mover hasta que la leche vaya espesando y cogiendo todo el sabor.

Si quieres la salsa más líquida, añade un poco más de leche. Y si la prefieres más cremosa incorpora una loncha de queso light y remueve hasta que se funda con el resto de ingredientes.

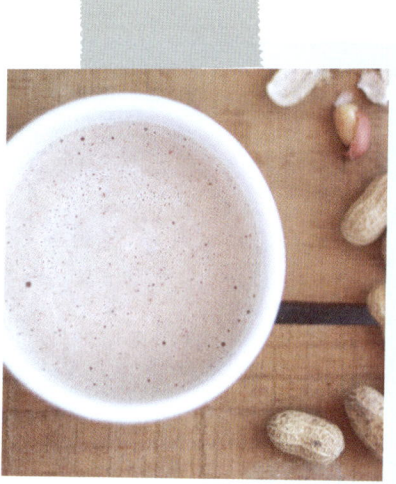

Bechamel de cacahuete

Ingredientes

3/4 de taza de leche (0 % MG, sin lactosa, de soja…)
1/2 cucharada sopera de mantequilla de cacahuete natural
1 cucharada sopera de harina de avena
Sal baja en sodio y pimienta negra
Nuez moscada (opcional)

Preparación

Pon en una sartén la mantequilla de cacahuete. Cuando empiece a derretirse (no se va a quedar líquida como la normal), añade la harina y remueve bien para quitar todos los grumos posibles. Pasados un par de minutos, agrega la leche caliente y sigue removiendo y aplastando los grumos con una cucharada hasta que obtengas una bechamel limpia. Añade sal y pimienta, y sigue removiendo un poco más. Si aún te quedan grumos, puedes pasar la salsa por una batidora.

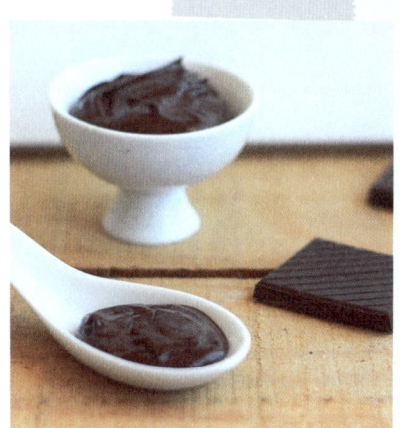

Salsa de chocolate

Ingredientes

Cacao en polvo desgrasado sin azúcar
Edulcorante
Un poco de agua o de leche

Preparación

Pon al fuego el cacao en un recipiente pequeño y añade un poquito de agua o de leche. Remueve bien y ve añadiendo más líquido hasta que obtengas el punto de cremosidad que desees. Incorpora al final un poco de edulcorante. Si quieres, puedes añadir 1 cucharadita de queso crema.

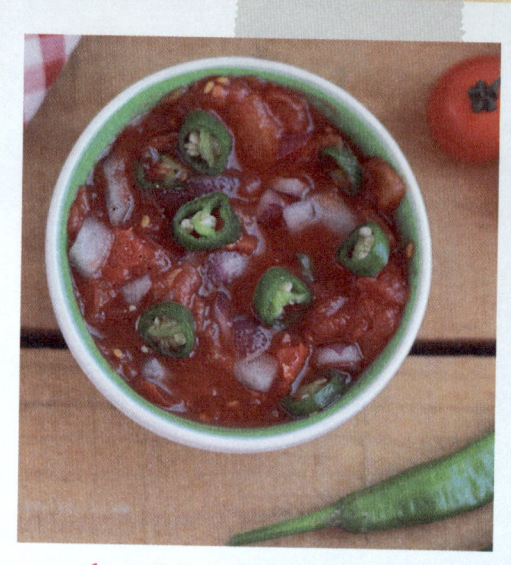

Salsa mexicana

Ingredientes

1 lata de tomate troceado
1/4 de cebolla morada picadita
2 cucharadas de tomate concentrado
1 cucharadita de ajo en polvo
1 cucharadita de cebolla en polvo
Edulcorante
Pimientos jalapeños en rodajas
Vinagre al gusto
Tabasco, orégano, comino (opcionales)
1 cucharada sopera de aceite de oliva
Sal

Preparación

Echa la lata de tomate en un cuenco y agrega la cebolla picadita, el tomate troceado, los pimientos jalapeños, el aceite de oliva, unas gotitas de vinagre, una pizca de edulcorante, el ajo y la cebolla en polvo.

Si te gusta el picante, incorpora un poquito de tabasco, pero ten en cuenta que los jalapeños ya pican. Mezcla bien todos los ingredientes con una cuchara. Puedes añadir también orégano y comino molido para intensificar el sabor.

Perfecta para acompañar carnes, fajitas, quesadillas...
¡O simplemente para untarla con unos nachos!

Índice alfabético de recetas

Arroz con pollo al curry, 102

Arroz con pollo al estilo thai, 78

Avena cocida al cacao, 56

Bechamel de cacahuete, 189

Bizcocho de canela, 40

Bocaditos de pollo, 116

Bolitas de merluza, 124

Brazo de gitano con crema de queso, 52

Brazo de gitano relleno de salmón y pepinillos, 174

Brownie vegano de alubias, 158

Carrot cake, 162

Cinnamon smoothie, 184

Crêpes de avena con pavo y queso, 170

Crumble de manzana y frambuesa, 48

Cupcakes mexicanos, 98

Ensalada de gambas y aguacate con salsa de mango y mostaza, 106

Green smoothie, 183

Hamburguesas tropicales, 144

Hummus, 110

Lasaña de calabacín, 136

Mousse cremoso de aguacate, 178

Muffins de jengibre, pasas y nueces, 72

Muffins de plátano con salsa de frambuesa, 64

Nachos de pollo, 128

Orange power, 184

Panna cottas de chocolate, 68

Pasta a la boloñesa, 94

Pastel de atún con hummus, 140

Pizza con base de atún, 120

Pollo con almendras estilo chino, 152

Pollo en escabeche, 82

Pollo satay en salsa de cacahuetes, 90

Quiche con base de fajita integral, 86

Salmón en papillote con limón y miel, 132

Salsa agridulce de pepinillos y mostaza, 187

Salsa de aguacate, 187

Salsa de champiñones, 188

Salsa de chocolate, 189

Salsa mexicana, 190

Sandwichtilla, 44

Sandwichtilla salada, 60

Saquitos de pavo, 148

Smoothie antioxidante, 183

Smoothie cremoso, 185

Strawberry oats smoothie, 185

Tarta de queso con mermelada de moras casera, 166

Tortitas de avena, 36

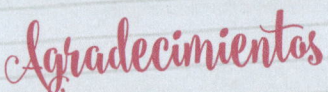

Agradecimientos

Queremos dedicar este libro a todas las personas que lo han hecho posible.

A nuestra familia, por la paciencia y el apoyo infinito. Gracias por creer siempre en nosotras.

A nuestros amigos, por el cariño y el apoyo que nos han prestado desde el principio de esta andadura.

A todos vosotros. Los que estáis siempre ahí y nos demostráis tanto cariño y tanto apoyo día a día.

¡Va por vosotros!